L'enfant, La mère et L'homéopathie

2ère édition : 2025

Bernard Long

L'ENFANT
LA MERE
ET L'HOMEOPATHIE

Une coquille à la mer….

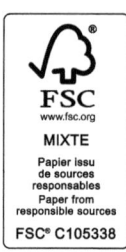

© 2025 Bernard Long
Édition : BoD · Books on Demand, 31 avenue Saint-Rémy,
57600 Forbach, bod@bod.fr
Impression : Libri Plureos GmbH, Friedensallee 273,
22763 Hamburg (Allemagne)
ISBN : 978-2-3225-7021-8
Dépôt légal : Mars 2025

à Meyli

« Fermons les valises et partons… »

Rimbaud

Bernard Long

avec la participation des homéopathes du Groupe
DYNAMIS (France) :

Hélène Deguercy, médecin   de Montpellier
Fredérique Dervieux, médecin   d'Arles
Claude Dupetit, médecin   de Perpignan
Corinne Galy, médecin   de Montpellier
Jean-Claude Guilleminot, médecin   de Narbonne
Florence Mesnil, médecin   de Montpellier
François Simon, médecin   d'Ales
Jean Michel torres, médecin   de Montpellier
Dominique Villa, dentiste   de Cazilhac (Hérault)

**Les cas cliniques ne sont pas nominatifs.
Ils sont pour auteurs la plupart des membres du groupe.**

INTRODUCTION

Ce livre parle de l'enfant, de la mère, du père, des liens qui les unissent et des principaux remèdes homéopathiques en relation avec ces divers thèmes.

Dans cet ouvrage, il est question de l'enfant entre la naissance et la puberté. Il est d'abord nouveau né, puis nourrisson, puis enfant, puis préadolescent. Nous envisageons l'enfant au travers de son évolution vers l'adolescence, depuis la symbiose du nouveau né jusqu'au stade de la préadolescence. Bien entendu, les frontières entre les étapes de l'enfance, dentition, marche, langage, propreté sont flexibles et variables d'un individu à l'autre. Il est important de souligner que cet ouvrage s'adresse bien sûr aux familles désireuses de comprendre comment les remèdes homéopathiques peuvent s'articuler avec les stades de l'enfance. Mais ces mêmes remèdes homéopathiques peuvent aussi concerner l'adulte quel que soit son âge : la structuration de l'individu n'est pas un acquis une fois pour toutes et au long de sa vie. On peut voir resurgir les pierres d'achoppement des différentes étapes. Les épreuves de la vie peuvent provoquer des régressions et un retour momentané à un stade plus proche de l'enfant. Il n'est pas rare de rencontrer de telles régressions au moment de crises existentielles ou lors du vieillissement.

Quant à la pathologie courante de l'enfant, elle peut parfois suivre les grandes étapes de l'évolution telles qu'elles sont décrites plus loin. Les remèdes sont alors conformes à ceux de ces différents stades. Sinon il faudra rechercher les remèdes de façon classique, selon les principes d'individualisation chers à l'homéopathie, tels qu'ils sont décrits succinctement dans les ouvrages généraux (tels par exemple que « Vivre avec l'homéopathie » et « Symboles et archétypes en homéopathie »[1]).

Il ne s'agit pas avec ce livre de présenter un ouvrage prosélyte mais de faire comprendre, au-delà du débat éculé de la preuve scientifique de l'homéopathie par un paradigme mécaniste qui lui est étranger, quel est le monde de cette médecine, ce qu'elle touche et pourquoi son domaine est celui, non pas des statistiques du grand nombre, mais celui de l'individu et du vécu existentiel. « Vivre avec l'homéopathie » rappelait qu'avec Cocteau les miroirs feraient bien de réfléchir davantage. Cette fois, après avoir exposé le principe de la similitude qui réfléchit l'image de la maladie individualisée, nous essayons d'aller au-delà du miroir, pour comprendre ce qui sous-tend les remèdes homéopathiques, quelle logique interne les relie les uns aux autres, et ce qui les fait résonner au sein de notre existence personnelle.

L'ENFANT ET LA SYMBIOSE

HISTOIRES DE COQUILLE

Là où l'on raconte l'histoire
de *calcarea ostreica*, l'enfant-coquille ...

Il était une fois un enfant coquillage, une sorte de bernard l'ermite. Il était né au bord de la mer, dans un bassin un peu profond, tout près de Varengeville, en Normandie. Il était potelé, avait un air un peu timide. Le soir il lui fallait un petit doudou et sa maman lui chuchotait une berceuse très douce pour l'endormir, en lui caressant le front. Sa maison était en coquillage, une coquille d'huître magnifique, très haute de plafond, comme une cathédrale, avec des hublots sur la mer. Le soir on entendait les bateaux au large, les mouettes, les goélands et les vagues, parfois d'un vert laiteux, les jours où la mer agitée battait sans cesse les falaises crayeuses. C'est dans cet univers aquatique que naquit *l'enfant coquille*. Sa maison en coquille d'huître l'avait complètement imprégné. Elle l'avait tellement marqué que tout le monde disait de lui qu'il s'appelait « coquille d'huître », ou plutôt « calcaire d'huître », en latin *calcarea ostreica* ou parfois plus communément *calcarea carbonica*, du nom d'un remède homéopathique fabriqué à partir de coquille d'huître. En le nommant ainsi, ses parents et amis faisaient ce que l'on fait en médecine homéopathique : le sujet, le patient, le malade prend le nom et l'identité du remède auquel il ressemble, auquel il est semblable.

C'était l'enfant coquille, c'était l'huître, la coquille, l'enfant du pays de Caux. « *Calcarea carbonica* » répétait sa maman en longeant la falaise... « C'est le remède de la craie, c'est mon enfant », pensait-elle confusément.

C'était un beau bébé calme, au joli teint rosé, un vrai bébé *Cadum*, comme le disait la voisine. Il était bien rondouillard et pleurait peu. La nuit, il dormait calmement ; il transpirait énormément de la tête, surtout en s'endormant, d'ailleurs son oreiller prenait une odeur aigrelette. Il avait sur le cuir chevelu comme des croûtes blanches, un peu comme de la craie, ce qui lui formait une sorte de casque. Sa peau était fragile, facilement irritée.

Pendant la grossesse, maman avait été bien tranquille à la maison, un peu angoissée de savoir comme allait passer l'avenir. Elle avait eu un bel appétit, avec une envie folle de manger des œufs à tous les repas. Elle ne voulait pas trop sortir, se sentant en sécurité dans sa bonbonnière, préparant le berceau et les petits habits du bébé avec mille précautions, dans une atmosphère tiède et feutrée, un peu comme un bain de mousse tout en douceur et loin du bruit du dehors et de sa froidure.

L'enfant coquille se plaisait dans sa maison. Tout y était délicieusement confortable. Il aimait dormir dans son petit lit douillet. Il ne sortait pas beaucoup car dehors il faisait un peu froid. Il passait son temps à jouer avec une bobine colorée qu'il tournait et retournait dans ses mains, calmement. Sa maman était ravie de le voir si calme et tranquille.

Cette histoire du jeune enfant *Calcarea ostreica* ne manque pas d'inspirer au Dr. Granule, assoupi jusque là, quelques réflexions au sujet du médicament qui porte le même nom.

```
« UNE MINUTE DE BON SENS »
DU dr. GRANULE...
```

Là où il est dit que *calcarea ostreica* est le remède qui semble le plus résumer et symboliser l'univers du couple de la mère et de l'enfant, celui de la symbiose[2]...

Le carbonate de calcium ($CaCO_3$) ou *calcarea carbonica* est un corps très répandu dans la nature. On le trouve dans les plantes, parmi les minéraux et dans le règne animal, dans le squelette des animaux, le test des mollusques et des crustacés. C'est lui qui est contenu, sous forme plus ou moins pure, dans la craie (comme celle des falaises du pays de Caux), dans le marbre, la pierre à chaux, etc. C'est effectivement un produit répandu. Hahnemann choisit *calcarea* dans les parties les plus blanches de l'intérieur d'une grosse coquille d'huître.

L'huître[3] est un mollusque qui habite dans les fonds marins. Ses prédateurs sont les poissons qui avalent les jeunes huîtres, ainsi que les étoiles de mer et d'autres mollusques. La coquille[4] désigne son enveloppe. Cette enveloppe est presque exclusivement composée de calcaire. Par extension, on parle de la *coquille* de l'œuf à propos de sa coque qui est également composée essentiellement de calcaire. Il ne s'agit évidemment pas dans ce cas d'un *coquillage*. La coquille du coquillage bivalve est associée à l'idée de conception et d'organe féminin, la *vulve*[5], parfois *l'utérus*[6], la matrice maternelle. On peut assimiler la *coquille* d'huître à la matrice et à son orifice vulvaire. On connaît d'ailleurs les nombreuses allusions à l'organe féminin à propos des coquillages (la moule, etc.) et à leurs propriétés aphrodisiaques et génératives. Le fait de passer les portes, les valves de la vulve représente un passage, un état intermédiaire entre le monde maternel et la sortie à la lumière.

Nous débutons notre vie par une rupture, la rupture du ventre de la mère. C'est effectivement par une perte que nous commençons la vie. Au moment de la naissance, nous sommes arrachés au ventre de la mère et nous arrivons parmi les humains nus et sans ressources. Nous cherchons vraisemblablement, pendant toute notre vie ce *paradis perdu*, ce havre d'harmonie présumée et de sécurité, cette osmose inconditionnelle dont le règne prit fin si brutalement et de façon si irrémédiable. Tout au long de notre existence nous allons rechercher le moyen de retrouver cet état, de nous réunifier intérieurement, de nous rassurer par le travail, la sexualité, l'amour, le sport, la communauté, certaines formes de religion et de méditation, la drogue, tout cela dans des tentatives plus ou moins réussies pour faire tomber les barrières qui nous séparent d'un sentiment de plénitude. Nous fantasmons sur des mythes, des contes, des projections de ce paradis perdu inlassablement désiré[7]. La naissance est un événement intense qui va nous laisser dans un état de nostalgie de ce temps privilégié vécu dans la coquille matricielle, et cela quels qu'aient été les événements. On parle d'être « bien dans sa coquille, de ne pas sortir de sa coquille, de rentrer dans sa coquille, que l'on est à peine sorti de sa coquille ». Car même si la mère fut apparemment abominable, elle eut tout de même assez d'amour pour permettre la vie[8].

BIEN, MAIS ENCORE dr. GRANULE ?

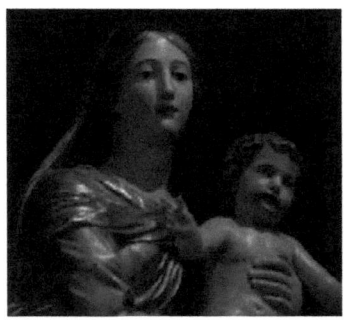

Les différents modèles capables de représenter la mère (l'archétype maternel) sont extrêmement variés, riches de formes et d'aspects, protéiformes ; c'est ainsi que la mère peut prendre l'aspect de la grand-mère, de la sœur, de la nourrice ou de tout autre être humain pouvant avoir une fonction maternelle. Elle peut prendre aussi la forme de divinités, de déités, de saintes qui ont un rôle non négligeable dans cette substitution, sous la forme d'Isis, de Déméter, de la Vierge. La recherche d'une mère idéale peut se fixer sur une image divine, aimante plus ou moins inaccessible, rayonnante et sublimée. Le symbole peut également devenir plus universel, sous forme de communauté laïque ou religieuse, d'église, de pays, d'élément aérien ou liquide comme l'eau, la mer. On peut rechercher le ventre de la mère dans une communauté rassurante comme une administration, une association ou tout autre rassemblement protecteur. La mère imaginaire peut également prendre la forme d'un animal, la vache (Hathor l'égyptienne), ou d'autres animaux comme le lièvre, ou encore la forme d'une grotte, d'un arbre, d'un puits, et emprunter particulièrement la forme de la coquille[9]. L'état symbiotique peut être représenté particulièrement par l'image de la coquille qui protège le stade non différencié du tout-petit. C'est un état fragile, comme l'embryon dans la coquille d'un œuf ou l'huître dans son habitat. C'est l'état *calcarea*. Il y a identité entre le corps et le monde, et pour le bébé, l'image du corps est encore indifférenciée et illimitée.

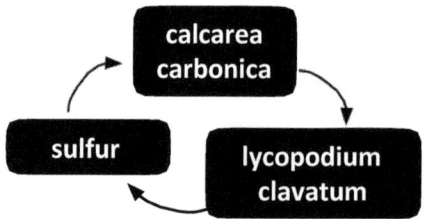

Le besoin de l'enfant est satisfait par la mère lorsqu'il souffre d'un manque et qu'il crie, si bien qu'il vit en sécurité. Cet état symbiotique est un état qui n'est certes pas dénué de conscience, mais il n'y a pas encore la conscience de l'existence du *moi* en tant que sujet. On peut se poser la question du passage de l'état d'objet à l'état de sujet, comment ce passage a lieu, comment il s'inscrit, se symbolise.

Les coquilles se conservent très bien à l'état fossile. Elles sont une mémoire consciente et inconsciente d'un état passé. Elles émergent lentement du chaos, comme le lotus[10] émerge du lac primordial. Cette émergence est le théâtre de l'apparition concomitante de la conscience de *soi* qui va se symboliser petit à petit par le langage. Avant ce stade il y a toutes les perceptions, les sensations et les réactions qui s'ensuivent. Le monde du « sens » se perfectionne pour accéder au langage humain[11]. Jusqu'à ce stade il existe vraisemblablement de nombreux états intermédiaires dont nous sommes pétris, qui fonctionnent encore inconsciemment dans notre être par la mémoire inscrite dans nos tissus et dans toutes nos fonctions vitales. C'est effectivement la mémoire qui est à la base de toute acquisition. Les mythes de création[12], ou légendes relatives à la formation imaginaire du monde, sont peut-être la tentative de mise en mots de cette période fondatrice. Nous sommes avec la coquille d'huître devant une représentation de cet état symbiotique proche de l'œuf[13] qui est une image d'un monde en soi, d'une *totalité*[14]. A chaque fois que l'image de l'œuf apparaît dans les mythes, elle est associée à l'idée de concentration, de méditation[15]. Il en est ainsi de la notion de couvaison, de nidation, de l'athanor, l'œuf alchimique matriciel où se préparait l'œuvre alchimique La coquille est un symbole de la symbiose mais aussi un symbole de l'intériorité, en particulier la coquille Saint-Jacques. Elle est le symbole de la recherche d'une intériorité, d'une totalité[16]. Elle fut utilisée comme font baptismal, et elle a donné sa forme aux bénitiers des églises. Le stade de la coquille est celui qui précède celui où l'enfant réalise qu'il n'est pas sa mère, pour acquérir progressivement la notion de l'autre. Le chemin à parcourir sera alors celui qui part de la symbiose vers l'identification pour aboutir à l'autonomie et à la recherche de son intériorité[17]. Les « valves » de sortie de l'état symbiotique sont déjà le théâtre d'une émergence vers la conscience d'un *moi*, vers une identification de l'individu où le sujet reconnaît la dualité du monde, *je* et *l'autre*. Cet accès à l'identité peut être suivi par un autre stade, celui où le sujet va prendre conscience du caractère illusoire de son identité et pourra parfois cheminer vers une approche plus intime et plus détachée de son intériorité, de sa nature[18]. Cette succession d'étapes qui va de la symbiose à l'identification et à l'individuation pourrait s'inscrire schématiquement dans la suite classique de 3 remèdes homéopathiques[19], *calcarea carbonica, lycopodium clavatum* et *sulfur*.

...dr. GRANULE

Calcarea-coquille a un aspect double : c'est le beau bébé *Cadum*, celui que l'on peut poser dans un coin et qui ne bouge pas, un enfant qui se plaît sous son abri familial (charmille, maison), mais c'est aussi un enfant qui craint la menace extérieure. On peut constater que *calcarea* a deux projections de la mère, avec un aspect positif très sécurisant, dit maternel et un aspect négatif qui fait peur, qui engloutit[20]. Cet engloutissement qui menace le petit sujet *calcarea* peut apparaître sous forme d'animaux qui veulent la dévorer, en particulier sous forme de peur et de rêves de chiens (éventuellement sous l'aspect de dragon, d'animal menaçant, de sorcière). L'archétype maternel peut prendre une forme divine ou être représenté par une structure englobante (grotte, source, four, animal, œuf, coquille). La caractéristique de ces images est de représenter un havre de protection qui peut aussi avoir un aspect enfermant, voire menaçant (avec ses valves dévoreuses dans le cas de la coquille). Le double aspect de l'archétype maternel, celui de la mère aimante et celui de la mère terrible, se retrouve bien entendu chez *calcarea*, la coquille, avec son aspect de matrice rassurante et son aspect de dévoration[21]. La grotte (comme la coquille) peut représenter l'élément maternel. Cette cavité naturelle évoque irrésistiblement la matrice. On connaît de nombreux contes qui parlent de grottes souvent défendues par des êtres terribles comme des dragons ou des sorcières. L'aspect négatif de l'archétype, l'aspect de *dévoration*, est projeté principalement chez l'enfant dans des images d'animaux menaçants, susceptibles de mordre, de dévorer. Ces projections peuvent symboliser la mère dévorante, mais la phobie des animaux n'est pas forcément aussi univoque : si la peur du chien peut être une peur de dévoration maternelle, elle peut aussi une peur du père ou de la fonction paternelle[22]. Elle peut aussi révéler tout simplement l'irruption d'un inconscient menaçant sous la pression d'une énergie brutale prête à émerger. *Calcarea carbonica* a peur des chiens, pense aux rats, etc. Il n'y a pas d'interprétation véritablement univoque de cette zoophobie. Tout dépend du contexte du sujet phobique.

Il est intéressant de donner quelques illustrations par des cas cliniques. Cette période du petit enfant est une période riche en petite pathologie, souvent compensée par l'allaitement maternel qui fait barrage aux germes, protection d'un enfant dans son havre, sa bonbonnière. L'enfant va présenter parfois un reflux avec des régurgitations, il va s'enrhumer, s'enchifrener, aura la peau irritée.

--------------------- **EN PRATIQUE...** ---------------------

→ enfant de six mois, troubles du sommeil : pleure quand on le couche, il réclame la présence de sa mère. plusieurs réveils la nuit et même pendant la sieste. Sursaute aux bruits (sonnette de la porte), pleure si on le gronde ou si on gronde son frère ; eczéma des coudes et des genoux. tout s'améliore avec 3 doses de *calcarea carbonica*.

→ enfant de seize mois. otites et conjonctivites chroniques depuis qu'il est à la crèche à l'âge de 6 mois ; la dentition est lente et douloureuse, la marche pas très assurée, il transpire de la tête la nuit, il est constipé et ballonné mais ne semble pas en souffrir. Tout s'arrange progressivement avec 3 doses de *calcarea carbonica*.

→ Eddie D., dix huit mois. le 30 octobre 1881. La mère me l'a amené, en disant elle avait fait tout qu'elle pouvait, et qu'elle désirait maintenant que je le traite, si je pensais que je pourrais lui faire un peu de bien. L'enfant était pâle, assez flasque et très faible. Il avait des yeux bleu pâle et des cheveux dorés. Il avait une diarrhée que rien ne pourrait arrêter depuis trois mois. D'après l'opinion de la mère, c'était un bon enfant qui ne pleurait jamais beaucoup. Il mangeait un biscuit quand sa mère entrait dans le bureau avec lui. Je lui dis que l'enfant prenait de mauvaises habitudes. Elle me répondit immédiatement qu'elle devait lui prendre toujours quelque chose à manger où qu'elle aille, parce qu'il voulait manger tout le temps ; il aimait les œufs, mais elle ne savait pas s'il fallait lui en donner ou non; ils lui donnaient la diarrhée et faisait une mauvaise crise chaque mois. Elle l'avait observé trois fois. Question : a quel moment du mois ? réponse : a la pleine lune. J'observai un coryza aqueux et des râles bronchiques. a chaque fois que la mère parlait je pensais de plus en plus à *calcarea* que j'ai donné, une dose, à sec sur la langue. Amélioration constante. Il se remit à marcher et ne demanda plus d'œufs, bien qu'il les aimât encore. La mère pensait que ses intestins étaient redevenus normaux. Je ne pus déceler aucun crépitement dans la poitrine, et le nez avait cessé de couler... J'eus des nouvelles de l'enfant à maintes reprises et il est toujours bien portant[23].

→ une enfant de dix huit mois avec sa maman inquiète car elle a très peu d'appétit (la courbe pondérale s'infléchit nettement vers le bas). Elle présente une peau très sèche avec plaques d'eczéma (beaucoup de démangeaisons) et un sommeil irrégulier. La maman précise que la reprise de son travail lui a été très douloureuse, et qu'elle en a pleuré pendant les quinze jours précédents. L'enfant est têtue, assez craintive (elle se met à pleurer à la rencontre d'autres enfants de son âge), ne supporte pas le lait et a fait beaucoup de fièvre à chaque vaccination. Avec *calcarea carbonica*, l'enfant reprend rapidement une courbe pondérale normale, se met à bien manger, dort bien et les éruptions disparaissent.

→ une petite fille de deux ans est amenée en consultation. elle est bien mignonne, commence à parler. Ses parents signalent qu'elle a souvent des rhino-pharyngites, mais elle souffre surtout d'une fissure anale. elle a des selles très douloureuses et hurle de douleur tellement elles sont grosses et dures. Elle est déjà un peu bavarde, têtue, désobéissante et les parents la trouvent assez autoritaire (ce qui ne me saute pas aux yeux car je trouve qu'il y a des enfants bien plus affirmés qu'elle). Elle a très peur des chiens. elle aime beaucoup la viande. *Calcarea carbonica* donne un excellent résultat.

→ enfant de deux ans. Otites récurrentes avec poussées dentaires fébriles, eczéma, nombreuses allergies alimentaires ; mère surprotectrice, redoute toujours qu'il lui arrive quelque chose (ne va pas en collectivités). *Calcarea carbonica* permet à la mère de lâcher prise et à l'enfant de se débarrasser de ses problèmes.

→ un petit garçon de quatre ans vient pour des bronchites asthmatiformes et des otites. c'est un enfant affectueux, attentionné avec les petits enfants. Il lui faut un peu de lumière pour dormir. Il a très peur des chiens. Il adore les œufs. Là encore *calcarea carbonica* à différentes dilutions va résoudre les problèmes (puis le remède passe à *calcarea phosphorica* et à *phosphorus* suivant l'évolution de l'enfant).

→ une jeune femme présente de l'eczéma sur les mains, le ventre et le thorax. Elle a peur du noir et a fait des cauchemars jusqu'à l'âge de dix huit ans. Elle a peur de l'agression, des voleurs. Elle aime beaucoup les œufs, le lait. *Calcarea* la débarrasse de son eczéma. Cette jeune femme de vingt et un ans n'est pas vraiment sortie de la symbiose et, vraisemblablement, à l'occasion de la grossesse de son enfant, elle est retombée un peu plus profondément dans cette symbiose. *Calcarea* va l'aider dans sa pathologie et lui donner confiance pour mieux quitter cet état qui la freine dans son individuation.

« UNE MINUTE DE BON SENS » DU dr. GRANULE...

Là où il est dit que *calcarea ostreica* a peur de sortir de sa coquille ...

1.- L'ANGOISSE DE *CALCAREA*.

Un grand thème de *calcarea ostreica* est celui de l'**angoisse de sortir.** La plupart du temps on peut penser que l'enfant se trouve en sécurité dans le ventre de sa mère. Il est dans sa coquille, à l'abri des regards, des coups, des cris, et même si la situation peut sembler ne pas avoir été idéale dans certains cas, il fut environné d'amour, car la plus mauvaise mère a pour son enfant assez de tendresse pour mener sa grossesse à terme. Bien entendu, il y a une crainte de l'extérieur et, de même que l'huître se rétracte au contact de l'étranger, l'enfant va craindre de façon quasi-réflexe ce qui pourrait le blesser. Nous sortons du ventre maternel à l'issue d'une grossesse plus ou moins confortable et c'est déjà le stress. Des mains nous touchent, nous extirpent, la température chute, l'air nous agresse les poumons, il faut crier… Nous sommes là sur le petit lit, comme dans un aquarium. Que faire ? C'est trop tard, on est sorti ! Et nous voilà un peu nostalgique de ce petit havre où nous nous la « coulions douce », loin des contraintes du repas, des écarts de température, peinards.. Bien sûr on nous a bien un peu secoué, on a entendu des disputes, des cris, des pleurs, des regrets, des haut le cœur, parfois on a perçu des drôles de machines qui piquaient, qui vibraient, qui parfois faisaient bien peur, mais on entendait aussi des musiques, des bisous et des gloussements de plaisir. Longtemps nous cherchons la symbiose, nous recherchons le moyen de nous réunifier à l'intérieur, de nous rassurer par le travail, la sexualité, l'amour, le sport, le groupe, la religion, la méditation, voire la drogue. Nous fantasmons sur cet état perdu, sans cesse ruminé. *Calcarea*[24], issu de la coquille d'huître, est souvent le remède de l'enfant nouveau né vulnérable et craintif de tout, qui peut persister longtemps dans cette dépendance. La crainte du milieu extérieur peut demeurer tout au long de la vie. La perte du lien affectif et symbiotique à la mère dans les premiers jours ou dans les premiers mois de la vie peut retentir sur l'enfant qui peut dans certains cas rester craintif, ou même présenter des troubles plus ou moins profonds de la personnalité[25]. Le lien symbiotique avec la mère est fondamental ; tout le développement du *moi* va en dépendre. Il se fait grâce à un climat affectif positif avec la mère ou avec celle qui fait fonction de mère et avec le père qui a une fonction très importante. Il se fait grâce au contact avec l'autre qui va permettre aux synapses de fonctionner et aux neurones de s'interconnecter, à l'être entier de fonctionner. Le nourrisson est un être social.

Le tempérament extrêmement angoissé de *calcarea carbonica* résulte de la crainte de sortir du ventre maternel. Il peut souffrir d'angoisse avec palpitations de cœur, le sujet *calcarea* sursaute facilement, imagine que quelqu'un marche à côté de lui, que ce qui pend sur le dossier d'une chaise est une personne assise, etc. Il y a une tendance phobique marquée, comme si l'autre était un danger potentiel. Bien entendu ce sentiment d'anxiété vis-à-vis du dehors s'accompagne d'une hantise de sortir de chez soi. Le sujet ne veut pas sortir et préfère rester à la maison, au bercail, au berceau. *Calcarea* est un être qui se trouve bien dans son « cocon », cette sorte de berceau permanent qu'il s'est créé au sein de la famille, du bureau, des amis, du régiment, du travail. C'est un casanier frileux qui craint les assauts étrangers. Évidemment cette attitude craintive peut également s'exprimer au niveau cutané. On connaît bien des cas de nourrissons porteurs d'eczéma qui répondent admirablement bien à ce médicament lorsque l'ensemble des symptômes l'indique. *Calcarea* peut se complaire à rester au berceau, à se faire bercer, dans un état de pureté enfantine, à l'abri des frustrations, des castrations successives[26]. Dehors le monde est froid et inhospitalier pour le sujet *calcarea*. On connaît sa frilosité. Il est sensible à l'air froid, sensible à l'arrivée du froid et lorsque le temps passe du chaud au froid, il semble à peu près impossible pour lui de se maintenir chaud ses pieds sont froids[27]. Il peut même avoir l'impression de porter des bas mouillés. On pense à l'animal marin bien protégé dans sa coquille, cette huître fragile, craintive au moindre contact, qui se rétracte et disparaît sous sa carapace, loin des crabes et des étoiles de mer qui la guettent. *Calcarea* a de l'aversion pour le grand air ; le moindre air froid le transperce. Dehors, le monde est inondé d'une lumière aveuglante. Parmi tous ses troubles oculaires, la photophobie est tellement marquée que le sujet *calcarea*, pour peu qu'il soit souffrant, ne peut supporter même une lumière normale[28]. La lumière du dehors est une véritable agression, comme le fut l'ouverture des yeux à la naissance. Le sujet *calcarea* préférera une ambiance chaleureuse et douce à un projecteur, à un scialytique. Il est volontiers photophobe et ses pupilles peuvent se dilater. Cette crainte de l'extérieur, cette « xénophobie » quasi-biologique, cette phobie du « maintenant » s'accompagne bien sûr d'une insécurité pour l'avenir. *Calcarea* est le prototype du sujet anxieux, craintif, ayant peur de tout, du présent et du futur. Il est plongé dans de profondes pensées et est anxieux pour le présent et l'avenir. Le monde est dangereux pour son imaginaire et il a peur lorsqu'on lui fait le récit de cruautés. L'enfant *calcarea* est très impressionnable. Un film, une histoire peuvent déclencher chez lui une insomnie importante ; même les dessins animés, avec leur cortège de sorcières et de personnages inquiétants, sont pour lui source d'angoisse. On connaît les cas de ces enfants *calcarea* bouleversés dès qu'ils voient un dessin animé avec des personnages inquiétants, monstres, sorcières, dragons etc... La nuit qui suit le récit de l'histoire ou le film, l'enfant ne peut s'endormir ou se réveille au milieu d'un cauchemar. Il faudra alors l'intervention de la mère ou d'un parent rassurant, ou la présence d'une petite lumière pour calmer l'enfant. Cette insécurité fondamentale de *calcarea* s'accompagne d'une peur du vide. Il a le vertige en grimpant sur un lieu élevé, en montant un escalier, ou sur une colline. Évidemment, dehors c'est le saut dans le vide, comme le saut de l'enfant vers l'inconnu au moment de la naissance.

2.- LA COMPENSATION DE *CALCAREA*.

Il est bien naturel, pour cet être angoissé et nostalgique d'une structure rassurante de vouloir rentrer chez lui. Pour lui, le fait d'être dans la maison avec maman est un facteur équilibrant. *Calcarea* va se construire un système de défense en s'isolant et construisant un rempart autour de lui. Il se retire dans sa coquille, comme une huître se protège. Il s'agit alors d'un sujet retranché derrière un mur protecteur. Le *calcarea* de ce type peut sourire, sembler calme, mais il s'inquiète fondamentalement. C'est un barricadé de l'intérieur qui fait bonne figure. Nous sommes en présence d'un sujet très angoissé. Le voici dans sa coquille, dans sa bonbonnière, dans son berceau. Ce n'est certainement pas un aventurier par nature. Il y a désir de rester dans le giron maternel ou d'y retourner. Il veut rentrer à la maison. Le jeune sujet *calcarea carbonica* est attaché à sa mère comme le coquillage à son rocher. On ne peut toutefois pas parler à ce sujet de parasitisme mais d'un état symbiotique indispensable à la vie du petit homme. Le parasitisme est un état différent désignant un organisme qui vit aux dépens d'un autre. Certes, on pourrait considérer la grossesse comme un état de parasitisme, mais c'est un état nécessaire à la perpétuation d'une espèce, un état qui profite à la mère et à l'enfant et non une sorte de phagocytose d'un organisme par un autre. Bien entendu un état *calcarea* qui persisterait au-delà des limites normales pourrait induire une dépendance pouvant ressembler à un état de parasitisme[29].

Mais un jour l'enfant découvre que cette symbiose

31

idéale est éphémère : c'est un drame. L'enfant est avec sa mère et découvre progressivement que cette mère peut disparaître un moment, que son amour est éphémère. Il se met à pleurnicher et bien vite à sourire et à rire, dès que la menace a disparu : c'est tout le stade du remède homéopathique *pulsatilla*, qui est un médicament fondamental, incontournable chez l'enfant[30]. Avec *pulsatilla*, nous sommes au stade où l'enfant découvre que la symbiose est impermanente. Pour résister à cette érosion incessante de la forteresse symbiotique, il existe des palliatifs : la charmille peut mimer un espace protégé, comme celui que recherchent les enfants qui se construisent une cabane ou qui se lotissent dans une petite maison improvisée. *Calcarea* rêve que la pièce où il se trouve est une tonnelle Le sujet *calcarea* peut aussi rechercher des organisations sociale rassurantes. Les structures enveloppantes comme l'école, la maison, l'armée, l'église, l'administration, l'entreprise peuvent représenter un substitut maternel[31]. On pense à ces institutrices d'école maternelle (qui usent de la craie avec tant de dextérité, la craie des coquilles..) adorées par les enfants. Bien sûr, par la suite, l'école va perdre ce caractère maternel, mais pour certains individus elle pourra garder longtemps encore cette apparence, au point qu'il leur sera difficile de la quitter et qu'ils pourront rester des étudiants éternels, ou même entrer dans le corps enseignant[32] ...

3.- LA DECOMPENSATION DE *CALCAREA*.

Nous avons déjà vu que le remède est fondamentalement peureux : il a peur de tout, manque totalement de sécurité et se sent très vulnérable. Après avoir essayé de compenser cette peur fondamentale par des palliatifs essentiellement sécurisants, il se peut que le sujet s'épuise et dévale les pentes d'une chute inexorable, comme un homme qui dévale une paroi glissante sans pouvoir s'accrocher à la moindre aspérité. Le sujet ne s'accroche plus à son angoisse de façon ostensible, mais s'enferme dans une sorte de blockhaus où il croit pouvoir résister à tout ce qui pourrait l'atteindre. La coquille d'huître est une protection dure et bien close. Le sujet *calcarea* qui doit vivre et échanger s'empresse de rentrer dans sa coquille comme le ferait le bernard l'ermite. Le sujet se ferme, se barricade de façon inquiétante. Il devient indifférent, peu sociable, taciturne, coupé du monde, fermé comme une huître. Le sujet se coupe du monde de manière physique et psychique. Il plonge comme un sous-marin dans le tréfonds de son mutisme. Physiquement, son nez et ses oreilles se bouchent, la constipation apparaît. C'est un excellent remède de catarrhe tubaire. Son nez est sec la nuit, il devient sourd, avec une tendance aux otites séreuses. *Calcarea carbonica* devient misanthrope et ne veut plus voir personne. Il a une répugnance, une aversion, un dégoût pour la plupart des gens, une aversion pour le travail. L'angoisse de *calcarea carbonica* est mêlée de tristesse et d'humeur maussade. Le sujet glisse progressivement dans un enfermement de plus en plus profond et une aversion pour toute activité. Le sujet ne peut rester longtemps indemne dans cette attitude. L'angoisse a raison de lui et il s'enfonce dans une dépression qui va réellement l'empêcher de vivre. Il présente une sorte d'angoisse, avec un sentiment de tristesse au niveau du cœur, sans cause, avec une sorte de tremblement du corps. Son désarroi et son angoisse sont tels que le sujet peut perdre conscience, avec une oppression anxieuse à l'estomac. Ultimement, la déchéance peut conduire à une angoisse de perdre la raison. Le sujet *calcarea* décompensé peut se retrouver dans une situation de dépendance proche du parasitisme. Il ne peut plus avoir de vie autonome.

La mémoire de la coquille d'huître peut persister longtemps.

→ un homme jeune de vingt cinq ans vient pour un catarrhe tubaire qui a commencé quatre ans auparavant. Il nage et plonge beaucoup, ce qui n'améliore pas ses oreilles. Il a eu de l'asthme et de l'eczéma. Il ne supporte pas la solitude, assez réservé, ce n'est pas un battant. S'inquiète pour l'avenir, pour les finances. *Calcarea carbonica* lui fait le plus grand bien.

→ une femme de soixante ans présente une polyarthrite rhumatoïde depuis l'âge de trente ans. les genoux, les doigts, et les épaules sont atteints. elle est très aimable, très maman méditerranéenne. la maison, la famille sont véritablement au cœur de ses préoccupations. Son sommeil est très agité. Les douleurs sont un peu améliorées au mouvement, elle est aggravée allongée sur le côté douloureux, à la chaleur du lit, mais améliorée à la chaleur locale. elle adore les œufs. Des dilutions de *calcarea carbonica* lui donnent une amélioration très nette et un confort de vie appréciable.

→ un homme de soixante ans, célibataire, sans enfant, retraité (employé de bureau), vient consulter pour des troubles respiratoires (obstruction nasale chronique très gênante, rhumes et laryngites très fréquents), aggravés récemment par une cure thermale (eaux soufrées). Fils unique, son père est décédé, il vit avec sa mère sur la petite propriété familiale (le père était agriculteur). Il se plaint également d'une omniprésence de sa mère qui suit tous ses faits et gestes, mais n'arrive pas à prendre un peu de distance. *Calcarea carbonica* l'améliore systématiquement (il parvient même à être indépendant vis à vis de sa mère qui n'apprécie guère cette situation).

...dr. GRANULE

Là où il est dit que *calcarea ostreica* a peur de ne pas se développer...

1 – L'ANGOISSE DE *CALCAREA*.

Une autre **angoisse** fondamentale chez *calcarea ostreica* semble **liée au développement.** L'angoisse ressentie par *calcarea carbonica* à propos de son développement est certainement ambivalente. *Calcarea* voudrait rester enfant mais il a aussi la volonté de sortir de l'enfance. Les deux premiers des « Trois petits cochons » ne songent pas à construire une maison solide, ils construisent d'abord une maison de paille et une maison de bois dans cette sorte d'insouciance que leur confèrent l'innocence et la confiance de la symbiose. Rapidement ils se rendent compte que leur maison est mal construite, ou plutôt construite de façon légère. L'angoisse de *calcarea* peut s'exprimer dans la peur de rester mal formé, faible et rachitique. L'enfant *calcarea* est un enfant qui peut avoir deux aspects. Dans la majorité des cas il s'agit d'un type au teint clair, joufflu, qui prend du poids régulièrement, mais il existe un autre type qui est le type rachitique, le visage amaigri et sillonné. Un grand pourcentage de nourrissons et d'enfants nécessite en général c*alcarea carbonica*... L'enfant *calcarea* est celui dont on peut dire parfois qu'il a été long à mettre ses dents et à marcher[33]. C'est probablement le remède que l'on est amené à prescrire le plus souvent, et cela suggère que l'une des perturbations essentielles de l'organisme humain se situe au niveau du métabolisme du calcium[34]. Il est évident que l'action de *calcarea* est liée au métabolisme calcique, mais il serait très réducteur de l'envisager seulement sous cet aspect. En effet, le « sens » du remède n'est pas strictement lié à un processus mécaniste, mais plutôt à l'architecture intime qui le sous-tend. Dans ce cas l'*archétype coquille* dépasse singulièrement l'idée de métabolisme calcique et de formation osseuse (tout en l'incluant).

Enfin, l'angoisse devant un déficit ou une pathologie du développement peut déboucher sur une problématique de la conception et de la fertilité. Il peut y avoir une peur de ne pas concevoir. Il peut exister des troubles des règles, avec des règles trop précoces, qui durent trop longtemps et qui sont profuses, une hémorragie de l'utérus en soulevant un poids excessif, par énervement, par les chocs, par tout ce qui provoque un trouble important, par peur, par toute émotion forte, ou par surmenage musculaire.

2 - LA COMPENSATION DE *CALCAREA*.

En compensation, *calcarea* est un remède qui peut induire une conception rapide, c'est un remède de fertilité. On a vu que la coquille est un véritable symbole de la conception, un four alchimique, une matrice[35]. L'enfant conçu peut être l'enfant idéal devant lequel on s'extasie : il est potelé, joufflu et fessu, le "bébé *Cadum*". Il est alors la perle contenue dans l'huître, le joyau de ses parents, une véritable réussite, surtout à l'époque où l'on gavait les nourrissons à la farine ! Les dames s'extasient, le touchent, il va de main en main. En plus il est calme, gentil ! Ce n'est pas un enfant qui dérange. Il est facile, il a toutes les qualités ! On peut le poser sur une chaise, dans son sac kangourou et parler à la voisine sans qu'il gêne ! C'est un bébé sans histoire. Il a la tête assez grosse et transpire abondamment du cuir chevelu. L'enfant *calcarea* bien compensé a une souvent grosse tête parfois couverte de croûtes blanches comme une terre calcaire craquelée. Ce remède de chaux (parfois un peu éteinte) est caractérisé par une transpiration de la tête, très abondante, coulant à grosses gouttes sur toute la surface du visage, avec parfois une odeur désagréable de la tête. L'oreiller est humide à quelque distance autour de la tête de l'enfant. La transpiration est volontiers localisée également aux pieds.

Au-delà de tous ces aspects, un des problèmes les plus importants de *calcarea* est celui des dents et de la dentition, c'est le remède de la dentition par excellence. On sait la tendance du remède à rester dans sa « coquille » et à regarder avec méfiance les « valves » par lesquelles il entrevoit le monde. Cet orifice *vulvaire* ouvert sur l'extérieur va ressurgir dans son vécu sous forme orale : dans un premier temps c'est la bouche qui permet le lien avec la mère, puis vient la *préhension* des aliments solides qui n'est possible qu'après l'apparition des premières dents. On peut noter qu'à certaines périodes des pédiatres conseillaient de forcer la nature en quelque sorte en hachant des aliments solides (même de la viande) avant l'apparition de la première dent. Actuellement il semble admis de ne pas diversifier trop tôt l'alimentation du nourrisson pour ne pas induire d'allergies par un gavage varié et précoce. *Calcarea carbonica* pose le problème de la dentition et du passage, parfois difficile, du stade oral lacto-mammaire à celui de la préhension dentaire et de la prononciation de consonnes différentes des labiales, donnant accès à une représentation élargie de l'univers environnant.

Lorsque le nourrisson devient enfant, puis adolescent, nous sommes en présence d'un véritable passage vers un stade de développement ultérieur. Ce passage implique une ambiguïté dans le comportement avec le désir de sortir de la maison, du giron maternel, immédiatement contrebalancé par l'attirance irrésistible de ce foyer de certitude. Le sujet rentre et sort sans cesse, comme beaucoup d'adolescents d'ailleurs, dans un désordre d'énergie, une insatisfaction, une exacerbation de la libido, un désir de voyage et de retour, une sensibilité à fleur de peau. L'évolution se fait alors vers un stade *calcarea phosphorica* qui est comme celui des chats ne cessant de rentrer et de sortir, indépendants mais au fond terriblement dépendants. Le cordon ombilical (dont *calcarea phosphorica* est un remède, à côté de *calcarea carbonica*) est coupé mais il suinte encore[36]. C'est la période des amours passionnés, de la projection idéale d'un partenaire encore très lié à la présence quasi-obsédante du parent de sexe opposé. C'est le stade *calcarea phosphorica* passionnel, avec le tiraille- ment des radicaux opposés *calcarea* et *phosphorus*. Il ne sait pas encore exactement vers où va son désir qui est fort. Il existe dans ces moments là de fortes pulsions et des forces libidinales difficiles à canaliser[37] ; c'est le temps du *complexe du homard*[38]. *Calcarea phosphorica* est le médicament du passage de la petite enfance à l'enfance, de l'enfance à l'adolescence ou à l'adolescence prolongée.

-------------------- **EN PRATIQUE...** --------------------

→ enfant de huit ans. Baisse du rendement scolaire (se dit fatigué et qu'il a du mal à se concentrer pour lire et écrire) mais ça va mieux si on le stimule ; mal à la tête après la journée de classe (bilan orthoptique normal). *Calcarea phosphorica* lui permet de retrouver sa motivation et de bien terminer l'année scolaire.

→ enfant de six ans. Difficultés d'endormissement depuis la rentrée au CP et un déménagement. Pourtant elle était contente de changer de ville. Elle a envie de manger le gras du jambon et les croûtes de fromage, et fait une poussée de croissance avec des douleurs articulaires aux changements de temps. *Calcarea phosphorica*.

----

3 - LA DECOMPENSATION DE *CALCAREA*

Si la tension compensatoire a trop duré, a été trop intense ou bien n'a pas pu être envisagée à cause d'un manque constitutionnel de tonus, il y aura décompensation. Cette décompensation est caractérisée par un retard de croissance ou une absence de croissance. *Calcarea* est aussi un remède de rachitisme et de retard de croissance. C'est aussi un remède souvent caractérisé par la présence d'une tête grosse, voire même dans des cas extrêmes d'hydrocéphalie. La tête peut être trop grosse, avec des fontanelles qui ne se ferment pas. Les fontanelles restent longtemps ouvertes, avec une grosse tête qui transpire beaucoup.

La décompensation peut avoir pour conséquence la stérilité[39]. Si la patiente *calcarea* n'est pas stérile, elle peut avoir un accouchement difficile, avec un faux travail et des douleurs qui irradient vers le haut.

L'état *calcarea* petit à petit s'acheminer vers un vieillissement général, une sénilité, avec une lenteur de compréhension, voire même un état d'imbécillité. La symbiose maternelle de départ va se retrouver en fin de vie. Il existe des vieillards *calcarea*, d'autant plus que cette étape de la vie peut de nouveau faire tomber dans un état de dépendance. La mort est un retour à la mère, à la terre. L'Égypte ancienne a mimé l'emmaillotement du défunt avec sa momification et ses bandelettes. Ce retour aux origines peut être perçu comme une régression vers la mère toute-puissante et dévoreuse, une sorte d'ombilification sur un état irrémédiable et dévasté ; il peut aussi être perçu comme une castration ultime, un sacrifice terminal qui débouche sur une étape ultime transcendée, prenant sens dans la perspective d'une intégration au cycle vital.

Le sujet affaibli, usé, vaincu, peut évoquer *kalium carbonicum* ou *baryta carbonica*. L'idéation vacille, la cognition et la mémoire faiblissent. On s'achemine vers une décrue de l'intellect. Les forces physiques, les réflexes du sujet diminuent. Il se courbe, tremble, s'aide d'une canne, a besoin d'un fauteuil, et pour finir reste dans son lit. Les pensées vacillent, la mémoire devient courte. Il y a confusion de la tête, l'expression orale devient difficile et erronée.

→ une femme de quarante ans présente des cycles menstruels tous les vingt et un jours, avec des méno-métrorragies. elle vit avec sa mère. elle a un enfant aîné dont le père ne s'occupe pas et un second garçon dont le père marié vient presque chaque jour les voir sous l'œil bienveillant mais scrutateur (et parfaitement castrateur) de la grand-mère. elle est dans une symbiose totale, dans le souvenir du père disparu, père symbolique de toute la descendance. *Calcarea carbonica* normalise les règles.

BIEN, MAIS ENCORE A PROPOS DE *CALCAREA* dr. GRANULE ?

**Là où il est dit que *calcarea ostreica*
a peur d'être englouti...**

1.– L'ANGOISSE DE CALCAREA.

L'angoisse de l'engloutissement va hanter *calcarea.* Nous connaissons la propension de l'enfant à retourner dans le ventre maternel[40]. Il y a là une attirance irrésistible de l'enfant qui aimerait retourner à ses origines. Le fait se retrouve chez la petite fille comme chez le petit garçon (pour qui l'*œdipe* complique la situation). Déjà, l'aggravation survenant lors de la dentition difficile du sujet *calcarea* souligne la difficulté qu'il y a parfois à voir apparaître les dents. Les dents ne représentent-elles pas, d'une certaine façon, la dévoration[41] ? Dévoration par la mère toute-puissante et irrésistiblement attirante,

42

dévoration castratrice par la fonction paternelle, propension irrésistible de l'enfant à vouloir dévorer l'objet qu'il adore, menace de la « bête » inconsciente qui résiste à la socialisation, à l'autonomie du sujet.

La crainte de la dévoration chez *calcarea* se projette particulièrement dans l'image du chien. Le « chien de garde » n'est-il pas celui qui interdit l'accès à la maison, objet de tant de nostalgie, image du logis synonyme de réconfort et de repos ? Car ce retour à la maison est justement le mouvement désiré mais aussi tant redouté car il pourrait enfermer le sujet dans une cage dorée mais étouffante. Le chien est le témoin menaçant de ce retour nostalgique souhaité mais non souhaitable. Dans les symptômes particuliers de *calcarea* on note une vision illusoire de plusieurs chiens qui se pressent autour de lui et la pulsion à se battre contre eux pour les éloigner. Nous n'ignorons pas que *belladona* est classiquement un remède aigu[42] de *calcarea*. C'est un point important. Une maladie, une manifestation morbide aiguë est souvent le hublot symptomatique qui permet d'accéder à la problématique profonde du sujet : c'est le moment où le sujet perd le contrôle du *moi* et se permet de s'exprimer parfois avec violence, de la fièvre, du délire. Il ne s'agit pas d'étouffer simplement à l'aide d'un fébrifuge une manifestation trop gênante, comme pourrait le faire avec un neuroleptique un service d'urgence face à un délire ; il s'agit certes de traiter, mais aussi d'écouter le sens de cette symptomatologie et son message.

Belladona est hanté par le *chien*. C'est un remède de la « peur des chiens », de « l'illusion de chiens », un remède qui a la propension à mordre, à aboyer comme un chien, il a une toux aboyante. C'est un remède de la « dévoration » et aussi de la « séduction » (la séduction de l'enfant par la mère et réciproquement). On connaît l'étymologie de la « belle dame » et son œil enjôleur. Si *calcarea* montre parfois certaines manifestations de type *belladona*, c'est qu'il peut éventuellement exprimer à ce moment-là la peur de la dévoration, et ceci est en liaison avec sa problématique fondamentale. Bien entendu, les pensées et délires d'animaux comme les chats, les rats, dragons peuvent évoquer la même problématique que celle du chien. Chez *calcarea carbonica*, il s'agit d'une problématique dont les significations peuvent être multiples. *Calcarea carbonica* a peur des chiens, pense aux rats, etc. *Belladona* a peur des chiens. Il n'y a pas d'interprétation véritablement univoque de cette zoophobie. Tout dépend du contexte du sujet phobique :

• Les animaux menaçants et prêts à mordre semblent plus souvent signifier la mère dévoreuse chez *belladona*. Les contes sont nombreux qui parlent de ces monstres dragons et même de femmes ogresses : ainsi le conte de Hansel et Gretel[43] avec la sorcière qui veut manger les enfants, ainsi le conte de la comtesse Brayère[44] qui dévorait les petits enfants dans la région du Puy-de-Chanat (Puy-de-Dôme). On peut considérer ces images dévoratrices comme des projections très archaïques de la « mauvaise mère ». L'enfant rêve souvent d'animaux inquiétants. L'aspect négatif de l'archétype, l'aspect de *dévoration* , est projeté principalement dans des images d'animaux menaçants, susceptibles de mordre, de dévorer. Le thème de la morsure évoque bien sûr le chien, mais il évoque aussi toutes les histoires, les contes et les légendes qui parlent d'un être terrible qui dévore.

• Cette présence d'animaux terribles peut également correspondre à la brutalité bestiale qui surgit de l'inconscient et qui s'oppose à la contrainte de l'éducation et à la socialisation. Tel est le sens d'un conte comme celui de la Tarasque, cet animal fabuleux qui dévastait la région de Tarascon. Seule l'intervention de Sainte Marthe permit de l'anéantir. Il s'agit là d'une force incroyable, la force de la nature à dans son état sauvage, capable de détruire tout sur son passage

• On connaît de nombreux contes dans lesquels un animal fabuleux et menaçant garde prisonnière une princesse : un jeune héros doit combattre la bête pour délivrer la belle et s'unir avec elle pour le plus grand bonheur d'un couple royal. On connaît des contes qui parlent de grottes souvent défendues par des êtres terribles comme des dragons ou des sorcières Dans tous ces récits, il s'agit de terrasser un monstre pour ne pas être absorbé par une force inconsciente colossale qu'il faut absolument vaincre pour accéder à l'âge adulte[45]. En fait, il s'agit de livrer bataille à une figure abominable faisant obstacle à une union nouvelle, une figure dévoreuse, l'image d'une mère négative, peut-être aussi le symbole du conflit qui oppose le fils à son père dans la conquête de sa mère et de l'exploit qu'il faut accomplir pour dépasser la pulsion première de l'*œdipe* pour accéder au bonheur et à la fécondité du couple maudit[46]. Si la peur du chien peut être une peur de dévoration maternelle, elle peut aussi représenter une peur du père ou de la fonction paternelle. Souvent il tient captif ou en otage une jeune et belle princesse inaccessible. Dans ces cas nous dépassons le domaine strict de *belladona* pour accéder à un stade plus œdipien (plus proche de celui de *lycopodium*[47]).

2. – LA COMPENSATION DE *CALCAREA*.

Pour échapper à la menace de la dévoration, *calcarea carbonica* va sortir de sa coquille et devenir sociable, actif. Certes, ce ne sera pas un boute-en-train extraordinaire, mais il aura le désir d'agir de façon laborieuse et efficace. Il aura le désir de compagnie et d'occupation, il sera actif, plein de fantaisie, avec de l'imagination. Il aura aussi tendance à se solidifier, à garder. La symbiose est telle que les échanges se font dans le sens mère-enfant mais ne se font pas au delà de cette dyade. Nous avons déjà envisagé le *calcarea* barricadé dans son mur de craie. Les échanges avec l'extérieur sont difficiles, il a tendance à retenir. Le sujet *calcarea* n'est pas un sujet extraverti. Il se garde et il garde. C'est un des remèdes les plus utiles dans les cas tenaces de constipation[48]. *Calcarea carbonica* a une telle tendance à accumuler qu'il se fera l'hôte de tout un monde, en particulier de vers intestinaux. Généralement constipé, il n'en souffre pas et ne s'en aperçoit même pas. C'est la mère qui va s'inquiéter de ce que l'enfant ne soit pas allé à la selle depuis trois ou quatre jours. C'est là l'une des caractéristiques de l'enfant *calcarea carbonica*, il se sent mieux lorsqu'il est constipé[49]. Il va avoir tendance à garder, à accumuler. *Calcarea carbonica* est amélioré par la constipation, gai pendant la constipation. Ces symptômes sont à rapprocher de la peur de la pauvreté, de la peur de la ruine, de l'avarice, de sa manie de jouer avec ses doigts comme s'il comptait de l'argent, de son refus de faire son testament, de ses rêves de richesse[50]. Le sujet va devenir hypersensible. Biologiquement il va refuser *l'autre*, il va devenir allergique, au niveau cutané, respiratoire, etc. C'est un grand remède d'allergie, d'atopie. Il sera sujet aux crampes (crampes dans les mollets chez des personnes anxieuses qui ont besoin d'être rassurées, à l'abri, dans un cocon). Nous sommes devant un tableau où le sujet aura le besoin et le désir de s'accrocher à son identité pour exister.

Cette attitude de compensation identitaire peut conduire *calcarea carbonica* à l'égoïsme. On entre à ce moment-là dans une phase d'individuation pour échapper justement à la symbiose. *Calcarea carbonica* doit marcher sur une ligne de crête étroite sur laquelle il affirme sa personnalité sous peine d'être englouti[51].

3.- LA DECOMPENSATION DE *CALCAREA*.

Cette problématique de la crainte du retour à la matrice initiale doit être également considérée en décompensation. *Calcarea* va se plaindre, devenir irritable, méchant, révolté, désespéré, délirant, en suivant tous les stades possibles de la décompensation quand il n'a plus d'énergie pour résister et qu'il glisse vers le gouffre où il est attiré. Il pleure et se plaint d'offenses du passé lointain, devient insupportable et morose, il voit tout du mauvais côté des choses, devient insatisfait et coléreux. Devant la menace de dévoration et d'engloutissement, il va devenir parfois violent[52]. Il va pleurer et on pourra

47

parfois le confondre avec un enfant *chamomilla* ou *belladona*. C'est sur *l'ensemble des symptômes*[53] qu'on fera la différence. Et le gentil bébé *Cadum* d'antan va devenir un sale gosse dont nous n'avons pas la notion bien en tête. Pourtant elle existe, car le remède peut être têtu et insupportable. N'oublions pas la période de la dentition, période directement liée la dévoration qui peut faire surgir des *calcarea* parfois imprévus. Nous serons en présence d'enfants irritables et têtus, avec une tendance à l'obésité. Cet aspect peut se reproduire dans d'autres circonstances de la vie. Nous sommes là, bien sûr, à la limite entre un sujet compensé et un sujet décompensé. L'obstination est un trait caractéristique du remède. Cette obstination peut se situer entre la résistance compensatoire et l'état négatif de la décompensation. *Calcarea carbonica* peut se montrer aussi révolté, avec une révolte qui n'aura pas les mêmes caractéristiques que celles d'un sujet *mercurius* ou d'un *tarentula*, une révolte peut-être moins destructrice, plus canalisée. La jolie perle qui faisait l'admiration des dames va devenir une perle noire.

Bien sûr, à force de résister, les forces s'usent, et *calcarea carbonica* peut céder à l'engloutissement identitaire ; il va perdre complètement l'identité qu'il a eu tant de difficulté à construire. Il va devenir dépendant, petit, ralenti, passif, le jouet de l'opinion et de la volonté des autres. Il se met à désespérer, à être assailli par les obsessions, la folie, le délire. C'est un stade supplémentaire vers la dégradation de son équilibre. Il va désespérer, devenir obsessionnel. Un afflux d'idées empêche son sommeil, il ne parvient pas à se libérer d'une seule et même pensée la nuit, même quand il somnole légèrement. *Calcarea carbonica* va être submergé par son inconscient qui va surgir sous forme de folie ou de délire, avec un thème qui lui est cher : les animaux. Les remèdes hantés par des pensées obsédantes sont nombreux[54]. L'angoisse de *calcarea* va devenir très invalidante, constamment à la limite de la décompensation psychiatrique, avec une peur de la folie, des tremblements, des pleurs, des palpitations, une appréhension abominable d'un malheur imminent, la peur des bruits, une envie de pousser des cris.. La décompensation peut s'exprimer sur un mode d'agitation délirante avec des visions de visages et de personnes, quand les yeux sont fermés, des propos qui parlent de feu, de rats, de souris, de meurtres. L'inconscient de *calcarea carbonica* est extrêmement menaçant : il a des illusions de visage hideux, de présence sous le lit, de fantômes, que les objets inanimés sont des personnes[55], qu'une personne le suit ; il a l'illusion d'être plus petit, que son corps est brisé en morceaux. Il présente des aberrations mentales avec visions horribles devant les yeux et anxiété au cœur. Il désespère pour son salut et veut se poignarder. L'autre monde si redouté est fantasmé sous forme d'apparitions effrayantes, de revenants, de fantômes. Le sujet *calcarea* peut être pris d'un délire mystique. Bien entendu les projections modernes peuvent prendre d'autres aspects, comme des extraterrestres ou des soucoupes volantes, etc. Aussitôt que *calcarea* ferme les yeux le soir dans son lit, une foule d'images se présente. Cet aspect de l'imaginaire de *calcarea* peut prendre un caractère mystique, avec une composante inquiétante de projection imaginaire dans un monde désincarné et angélique qui ne paraît pas rassurer le sujet. À l'adolescence il est courant de voir se développer chez les enfants une grande curiosité pour l'invisible, l'au-delà, le surnaturel[56]... La coquille du corps n'est plus un havre mais un lieu d'angoisse : il y a péril en la « demeure ». Il peut verser dans la folie ou l'imbécillité, ou dans un état de déficience générale. C'est un état de passivité pendant lequel il reste assis et pense à ses petites affaires. Il existe encore la peur de la maladie et de la mort, avec pressentiment d'événements tristes, une terreur existentielle exacerbée dans une décompensation désespérée. La mort est prête à l'engloutir. Il ne s'agit pas dans ce cas d'une mort qui transcende, de la mort considérée comme une œuvre, une plénitude, mais d'une mort petite, un retour forcé vers le cercueil, vers le giron de la terre mère non transcendée, c'est-à-dire la mère dont on n'a pas fait le sacrifice, une mort absurde, un lieu qui enferme. C'est une régression complète vers les langes enfermants du linceul. *Calcarea* est frappé de terreur, avec des pleurs, des accès soudains de chaleur générale, comme si de l'eau chaude lui était versée dessus. Il a du souci pour le salut de son âme. Il a peur de la mort, de la phtisie, du malheur, de sa solitude. La mort est présente, même par son odeur à tel point qu'il rêve de personnes mortes et de l'odeur de cadavres[57].

→ une femme revient après dix ans pour un état psychique chronique dépressif important qui lui rend la vie impossible depuis son adolescence. elle sort très peu, ne travaille pas. Ses relations sociales se résument à peu de choses. elle est coupée du monde. après avoir essayé de nombreux remèdes, *calcarea carbonica* donné en dilutions croissantes l'améliore de façon lente et continue, lui permettant de commencer une véritable thérapie. elle s'ouvre, suit des cours en faculté. « Je me sens plus vivante, il y a une ouverture vers l'extérieur, j'ai de nouveau de l'espoir. Je vis une sorte de vie. Je suis mieux avec moi-même ».

**Là où il est dit que *calcarea ostreica*
a peur d'être faible...**

1.– L'ANGOISSE DE *CALCAREA*

Le quatrième volet anxieux de *calcarea carbonica*, qui fait pendant à celui du développement, est celui de **la faiblesse** et de **la force**, de **la résistance.** C'est un aspect fondamental du remède, archétypal par la juxtaposition de cette sensation de faiblesse, de vulnérabilité et l'existence de l'animal huître, ce mollusque qui se protège dans sa coquille. Il apprend tardivement à marcher, à cause de la grande faiblesse des jambes. Il n'y a pas là retard pour apprendre à marcher, mais marche tardive : il sait marcher mais il ne peut pas[58]. De même que l'enfant *calcarea* reste attaché au cordon ombilical, de même il est lent à l'apprentissage de la marche (comme *calcarea*

51

phosphorica). N'oublions pas l'aspect mollusque de *calcarea*. Le sujet *calcarea* ne peut pas monter un escalier tant il a les jambes fatiguées, et tant il a de fatigue dans la poitrine. *Calcarea* a horreur des aliments gluants (il n'aime pas ce qui lui rappelle sa nature molle et gluante). Il a peur d'être faible. Les cas naturels de *calcarea*[59] sont ceux qui ont un état maladif de nature, qui sont nés ainsi, nés avec l'inaptitude à assimiler la chaux contenue dans leurs aliments naturels ; ils engraissent et deviennent mous et ont une croissance osseuse déficiente. Les os se courbent et font des maladies et des troubles de désassimilation. Dents déficientes ou pas de dent du tout. Le malade a besoin de calcium et ne peut l'absorber parce qu'il en a été saturé. Il aura la hantise d'être faible. Il a un grand relâchement des tissus qui a une tendance à atteindre les glandes, les glandes du cou, toutes les glandes du corps, en particulier les ganglions lymphatiques[60]. Le malade *calcarea* est faible au point de vue sexuel, avec faiblesse et relâchement généralisés. Il arrive qu'un besoin immodéré, qu'un désir obsédant le tienne éveillé pendant des nuits. Mais il est faible, faible en ce sens que l'acte est toujours suivi de faiblesse du dos, de sueurs, de faiblesse générale, si bien qu'il est contraint de s'abstenir, tant il souffre. *Calcarea* a peur d'être mou. On peut évoquer en parlant de *calcarea* de poignée de main molle et froide, d'indolence, de sédentarité, d'émotivité, de sensibilité à la critique et à toute forme d'agression. Il est mou et froid, avec des pieds froids et moites, une sensation dans les pieds et les jambes comme si elle portait des bas froids et humides. Il aime rester à la maison. La principale défense de cet animal face aux variations et agressions du milieu ambiant réside dans sa coquille.

2.- LA COMPENSATION DE *CALCAREA*.

Cette sensation intime de faiblesse vulnérable aura pour conséquence un désir de résister à cette tendance angoissante. Pour ce faire, *calcarea* va rechercher tous les moyens de se conforter par des applications chaudes, des bains chauds, de la nourriture, du magnétisme, et aussi en se construisant physiquement une carapace solide, capable de le protéger. *Calcarea* résiste en se montrant calme et ordonné[61]. Il a un grand désir d'être magnétisé, ce qui dans le monde actuel peut être une recherche de manipulations, de thérapeutiques manuelles douces, dites holistiques. Il recherche la chaleur. Il va se couvrir beaucoup, augmenter le chauffage, se couvrir la gorge, renforcer son « cocon », au point de se congestionner. *Calcarea* est plein de congestions, de poussées de sang vers la tête ; pieds froids, tête chaude[62]. Cette congestion ne se présentera pas seulement sous forme de poussées vasomotrices, elle va aussi s'exprimer dans différents endroits du corps, comme par exemple les seins, volontiers volumineux lors de douleurs mammaires, associées à des règles en avance et abondantes. Il va suer, suinter. C'est le stade de la chaux humide, celui de la falaise qui suinte. Un des symptômes de la tête les plus frappants chez le malade *calcarea* est la sueur de la tête au plus léger effort[63]. Lorsque les pieds deviennent très froids, ils transpirent. Encore une fois, *calcarea carbonica* est proche de *silicea*[64]. On sait que le silex est présent

53

partout dans les éboulis des falaises de craie, montrant la grande proximité des deux minéraux. Comment ne pas penser à cette complémentarité lorsque l'on arpente les plages du pays de Caux surplombées par des falaises à pic, blanches et suintantes de pluie, d'eau marine, constellées de silex et d'argile[65]. *Silicea* se sent vulnérable à ce qui peut l'agresser, aux autres, au regard et à l'opinion des autres, avec une tendance au manque de tonus, à la conciliation qui, dans des tentatives compensatoires, peut se transformer en rigidité et en hypertonie crispée. *Calcarea* a froid et a peur du froid. Les pieds sont toujours froids, ou froids et humides puis les pieds commencent à se réchauffer, et ils passent souvent d'un extrême à l'autre et brûlent. La meilleure compensation de *calcarea* est représentée par sa tendance à construire du tissu, par un processus inflationniste. *Calcarea* a tendance aux adénopathies sur tous les gîtes ganglionnaires. On pense bien sûr à *baryta*, qui par de nombreux aspects se présente comme une caricature régressive de *calcarea*. La symbiose chez *baryta* est complètement négative : il est prisonnier de la symbiose (la mauvaise mère), reste enfant ou retombe en enfance. La vieillesse chez *baryta* est vécue comme une régression vers un stade infantile[66].

Seul le *sacrifice de la mère* enfermante peut empêcher ce retour à la case départ. Le renoncement à cette mère dévoreuse permet le passage vers l'autonomisation et vers une projection de soi libérée de l'image parentale.

La construction compensatoire de *calcarea* passe évidemment par une oralité importante. C'est un sujet qui mange. Nous avons déjà vu le bébé *Cadum*, que l'on nourrissait aux farines sucrées. Toute sa vie il pourra compenser sur un mode oral. Il a une faim dévorante, avec un désir de sucreries, de vin, de choses acides, salées ou sucrées. Il existe chez *calcarea* un fort désir d'œufs, particulièrement chez les enfants, pendant la maladie ou la convalescence, même avant qu'ils soient capables d'avaler. Désir d'œufs à la coque. Le désir d'œufs est très caractéristique de *calcarea*. Il y a synchronicité entre le signe homéopathique et la substance désignée : le signe devient alors icône, symbole. L'œuf est une représentation de l'état primordial originaire d'avant la séparation avec la mère et la formation de la dyade. C'est la représentation d'une structure sécurisante, de protection, de nutrition et de chaleur. *Calcarea* a envie de crèmes glacées et de choses indigestes et bizarres comme de la craie (ce qui est bien normal pour ce remède), du charbon (du carbone), de la farine et même des pommes de terre crues

Nous avons déjà vu que *calcarea* est un remède clef de la dentition, donc de l'oralité. L'enfant va pouvoir aborder l'environnement par une préhension nouvelle : il va abandonner l'alimentation au sein pour se mettre à couper et à broyer des aliments nouveaux et diversifiés. La castration du sevrage aboutit au désir et à la possibilité de parler et ainsi permettre l'accès à une communication nouvelle. L'enfant est séparé du sein maternel et va reporter ses pulsions vis-à-vis de l'objet maternel, que l'on peut qualifier de cannibales, sur ses propres mains et particulièrement sur son pouce[67-68].

Calcarea carbonica s'organise dans son réalisme matériel, selon un trépied symptomatique qui allie stabilité, réalisme et respect de la règle[69]. *Calcarea* grossit, prend de l'embonpoint, son abdomen devient proéminent au point de devenir faible aux orifices herniaires. Il a tendance au gros ventre, à l'abdomen proéminent, un abdomen aux parois lâches puisqu'il est sujet aux hernies ombilicales ou inguinales. *Calcarea carbonica* est un remède de hernie, de protrusion et d'excroissances ombilicales, d'écoulement par l'ombilic (comme *calcarea phosphorica*). Le sujet *calcarea* a de la peine à se séparer de la mère, il y reste attaché par le cordon. Il est le siège de formations qui vont consolider sa carapace, sa structure ; il s'agit de croûtes sur la tête, de formations verruqueuses. C'est un grand remède des polypes du nez, des tumeurs, en particulier des fibromes utérins et des exostoses. *Calcarea* a des polypes du nez, avec perte de l'odorat, des polypes et des varices de la vessie, des polypes vaginaux. Il peut être porteur de tumeurs inflammatoires, comme des parotidites, porteur de fibromes, d'exostoses.

3.- LA DECOMPENSATION DE *CALCAREA*.

À la fin *calcarea* ne résiste plus et se laisse aller à sa hantise : la faiblesse. C'est le début d'une énumération de catastrophes et d'accidents malheureux qui vont finalement venir à bout du sujet en décompensation. L'appétit diminue. *Calcarea* va avoir de tous côtés des écoulements : rhinorrhées, otorrhées, écoulements utérins, anaux. C'est le règne des *rheuma*[70] de toutes sortes, rhumes, rhumatismes, otorrhées, diarrhées, etc… L'eczéma sec peut devenir suintant (parfois derrière les oreilles). La diarrhée est d'odeur acide, argileuse, nauséabonde, comme des œufs avariés. La leucorrhée constante, coulant nuit et jour. Les leucorrhées sont épaisses, abondantes, âcres, brûlantes. Le sujet va s'épuiser à force d'écoulements, de résistance, en essayant de garder son homéostasie. Il peut présenter des hémorragies, sous forme d'épistaxis, ou de méno-métrorragies. La femme *calcarea* présente un flux menstruel exagéré. *Calcarea* s'épuise avec une répugnance pour toute forme de travail, un caractère taciturne, de l'indifférence et de l'inertie. *Calcarea* va souffrir du froid. Le froid l'attaque, l'altère et le rend malade. Il prend froid au moindre courant d'air, à la moindre intempérie et quand le temps est humide. *Calcarea* est un remède des maux de gorge chroniques. Il tousse. La toux est sèche la nuit, grasse le jour. Il présente un chatouillement de la gorge ou du larynx, avec une expectoration muqueuse jaune. L'aggravation au froid est marquée. Il présente des pneumopathies (il agit particulièrement sur la partie supérieure et moyenne du poumon droit). Un degré de plus dans ce désordre vers la dégradation des fonctions de *calcarea* entraîne des dérèglements plus profonds allant jusqu'à la destruction des tissus. Tous les organes se dérèglent et s'altèrent : l'œil, avec la myopie, l'hypermétropie, le strabisme, la cataracte, l'entropion. *Calcarea* aura des dépôts et des formations qui vont boucher ses voies excrétrices biliaires et urinaires, ainsi que ses artères. Il va présenter des calculs avec des coliques hépatiques, des coliques néphrétiques. Il présentera de l'artériosclérose avec toutes les conséquences qui s'ensuivent. Il va souffrir de douleurs articulaires et de douleurs du dos. Il est particulièrement sensible au lumbago après un effort de levage. Ce sont souvent des personnes fortes, en surcharge pondérale, avec une arthrose importante, qui ont des difficultés à la marche. Les phanères sont touchés : calvitie, teigne favique et grosses croûtes couvertes de pus épais. La suppuration s'étend avec des abcès. Tout se dégrade et se détruit, se carie vers un état de décompensation finale

EN PRATIQUE...

→ une femme de soixante ans vient pour une cruralgie dont elle souffre depuis plusieurs mois. elle est extrêmement inquiète, effacée, timide. on la sent enfermée sur elle-même, elle a peur de l'eau, des bruits. *Calcarea carbonica* vient à bout rapidement de sa douleur et améliore son sommeil de façon profonde. elle se sent mieux en général. l'état symbiotique ne s'arrête pas à la petite enfance mais peut persister longtemps ou revenir en force.

HISTOIRES DE GROSSESSE

Après avoir décrit « l'huître homéopathique » qui évoque tellement la problématique de la symbiose, parlons un peu de la grossesse...

> **« UNE MINUTE DE BON SENS »**
> **DU dr. GRANULE...**

Là où il est dit quels sont les principaux remèdes de la grossesse et à quels symptômes ils correspondent ...

L e vécu psychologique de la grossesse est la plupart emps caractérisé par un épanouissement de la jeune mère qui rencontre à ce moment une étape initiatique de sa vie, où elle entre dans la chaîne ininterrompue de la transmission de l'humanité, tant sur le plan physio-logique, que mental et culturel. Cette plongée dans le vivant, ce défroissement du corps qui s'arrondit, s'alourdit, pour aboutir à une véritable floraison explo-sive physiologique, peut aussi devenir plus ou moins problématique La maternité peut faire émerger des traces inconscientes enfouies, sous forme de simple névrose ou de décompensation plus grave. Le retentissement de la grossesse est multifocal : il est physiologique, social et psychologique. L'image du corps est modifiée, la physiologie est modifiée et retentit sur les émotions. Tout cela peut influer sur le couple parental, sur la famille, sur les proches et sur l'environnement.

Les angoisses qui peuvent survenir pendant la grossesse sont multiples. D'abord la grossesse peut survenir de façon inopportune, provoquant chez la jeune mère une ambivalence des sentiments, entre un accueil consciemment accepté, du moins prétendu et un rejet plus ou moins inconscient. Le vécu de la mère de la parturiente a également un rôle dans la réminiscence des grossesses et accouchements difficiles, ce qui peut impliquer une peur de la grossesse ou de l'accouchement avec des angoisses très difficiles à surmonter. Le vécu de sa mère, de son père, de son conjoint peut influer sur le vécu de la grossesse. Les inquiétudes sur l'enfant imaginaire peuvent survenir, puisque l'image du bébé est fantasmée à travers le prisme du vécu inconscient de la jeune maman et aussi (ce qui est nouveau) les dires de l'échographe qui a maintenant un rôle non négligeable dans cette aventure (et qui prolonge singulièrement les dires des bonnes femmes d'antan tels que : « c'est un garçon car le ventre est pointu etc. ».

L'enfant imaginé, fantasmé peut être idéalisé. C'est d'ailleurs le cas de figure le plus courant. La maman aura l'impression d'être une forteresse avec son enfant, une sorte d'unité symbiotique magnifique qui se suffit à elle-même, heureuse dans son échange avec l'enfant, solide, quoique sensible à l'environnement et à ses agressions psychologiques, mécaniques et diverses.

• La dyade mère-enfant pourra bénéficier de *calcarea carbonica*, surtout si la maman devient craintive, désireuse de lait, d'œuf, préférant rester blottie dans son nid, en attendant l'éclosion.

• *Pulsatilla* est le remède lorsque la maman imagine la séparation potentielle et future de l'enfant qui échappe aux ondes protectrices et puissantes de sa mère.

• Evidemment, l'enfant peut être tellement idéalisé que la mère le perçoit comme un prince et qu'elle se croit reine mère, *platina*, digne des plus grands égards, avec un compagnon qui ne la comble pas suffisamment, arrivant péniblement à sa cheville royale. Elle souffrira de contractions, ne cessant de se lamenter sur son sort et sa déchéance.

• La jeune maman, pour des raisons diverses, peut se trouver seule à mener sa grossesse. Cette situation peut évidemment est le reflet d'un refus de l'homme, mais elle peut également résulter d'un véritable chagrin d'amour survenu lors de l'explosion du couple parental, ou bien être la conséquence d'une mémoire d'un schéma de chagrin d'amour familial inconscient. Ce cas de figure appelle tout particulièrement des remèdes comme *ignatia amara* et *natrum muriaticum*.

L'angoisse d'une grossesse pathologique est fréquente, surtout depuis l'avènement d'une prévention exacerbée, toujours à la recherche du moindre signe de dysfonctionnement, annonciateur d'un enfant malformé ou anormal. Les discours autour du tas de sable avec les autres mamans, les rencontres avec les « amies » peuvent amplifier la névrose ; on se raconte sa dernière échographie où l'enfant avait le profil trop plat, la parole d'un pédiatre, l'accouchement dramatique de la belle mère, les péripéties de la voisine, victime d'une amniocentèse pénible. Tout cela n'est pas forcément rassurant.

• La crise anxieuse est possible, brutale, de type *aconit*. La jeune femme cherche l'air, persuadée qu'elle va mourir, les tripes nouées au plexus, la tête complètement brouillée.

• Ou bien elle pleure pour un rien, soupire, la gorge nouée comme *ignatia amara*.

• La peur de l'avortement, la peur que quelque chose n'arrive, la peur qui fait mal à la nuque et au front, qui abrutit et fit trembler, jusqu'à avorter évoque *gelsemium sempervirens*.

• La peur qui rend folle, la peur de l'accouchement, avec un débit de parole accéléré, avec des soupirs à fendre l'âme, avec des douleurs erratiques, des douleurs du rachis est justiciable de *cimicifuga* que l'on nomme aussi *actea racemosa*.

ET LES NAUSEES DE LA GROSSESSE, dr. GRANULE ?

Cette angoisse plus ou moins consciente s'accompagne souvent d'un concert de manifestations psychosomatiques de type nauséeux. On observe ces manifestations chez 50% des femmes au premier trimestre de la grossesse. La plupart du temps ces symptômes régressent aux trimestres suivants. Il s'agit vraisemblablement d'un conflit, d'une certaine ambivalence de la jeune femme vis-à-vis de sa situation (c'est le « mal au cœur »). Malgré son désir de grossesse elle peut rejeter secrètement certains aspects de sa situation. C'est le moment de décrire un remède dont l'usage est extrêmement courant chez la femme, en particulier pendant la grossesse et très souvent lors des nausées de la grossesse.

« UNE MINUTE DE BON SENS »
DU dr. GRANULE...

**Là où le dr. Granule décrit le remède *sepia*,
l'ombre de calcarea ostreica ...**

Après avoir étudié *calcarea*, remède symbiotique, voyons *sepia*, une autre substance marine, mais cette fois, l'encre d'une cavité noire, menacée de stérilité, l'envers sombre de *calcarea*, son ombre. S*epia* est certainement un des remèdes principaux de cette ambivalence de la mère qui désire son enfant et le rejette à la fois. La mère *sepia* a une image noire de sa projection masculine intérieure. Elle est anéantie par l'image du père, trop prégnante ou trop négative. Cet aspect de sa projection masculine ne l'engage certainement pas à des rapprochements avec son compagnon qui est relégué au rôle de géniteur, un peu comme il se passe chez certaines espèces animales (dont la mante religieuse). *Sepia* est amère, aigrie, triste et nauséeuse, améliorée en mangeant un peu, distante de son conjoint, alors qu'elle peut commercer parfois de façon très constructive avec ses amies.

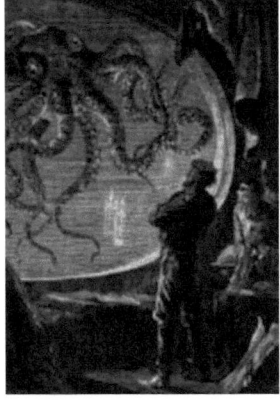

« Ce liquide brun noir est contenu dans une poche dans la partie inférieure du gros animal marin, la seiche (*sepia octopoda*), et de temps en temps elle en éjecte pour assombrir l'eau autour d'elle, vraisemblablement pour s'assurer ainsi de sa proie, ou aussi pour se cacher de ses ennemis »[71.] La seiche est un céphalopode qui peut être assez grand. Son corps est de forme ovale, assez large et aplati. Elle a deux grands yeux. La bouche est entourée de dix tentacules, deux longs et huit courts (*sepia octopoda* soit seiche à huit pieds), dont elle se sert pour chasser. L'os de seiche est constitué principalement de calcaire. Elle adapte sa couleur à celle du milieu et se tient tapie, immobile au dessus du fond face à sa proie. Sa chasse est nocturne. Elle propulse brutalement ses deux longs tentacules munis de ventouses sur sa cible et les ramène ensuite pour engloutir l'animal dans son bec où elle déchire sa proie en lui injectant une toxine. La seiche peut se déplacer très vite. Elle expulse de l'eau par un siphon situé près de sa tête et peut masquer sa fuite en lançant de l'encre. Elle se nourrit de crevettes, de crabes et de poissons.

L'encre de seiche est noire. Elle est contenue dans une poche, une sorte de sexe noir (glande séminale ou utérus). *Sepia* va *agir*, mais il aura un mal fou à *être*. *Sepia* passe son temps à se fuir dans une course éperdue à l'action, à la saisie, à l'ombre, à la solitude et à une sécheresse stérilisante. *Sepia* procrée, mais le sens maternel lui manque. Elle possède des enfants (tout en faisant de la gymnastique et mille autres choses) et s'en occupe à merveille. L'homme *sepia* travaille comme un fou. Ni l'un ni l'autre n'ont le temps, ni l'idée de se pencher avec douceur sur l'enfant qui passe ou sur leur enfant intérieur. Parfois ils s'écroulent dans une sorte de spleen noir où tout tombe et s'écroule[72].

Sepia présente une culpabilité par rapport au sexe et à la procréation. *Sepia* désire échapper au sombre cercle infernal de l'amour sexué par une activité sociale intense. En voulant échapper de cette manière au caractère irrémédiable de la sexualité et au cercle infernal des générations, elle se fuit en comblant le vide de son existence par une plongée dans l'action. Ce ne sont pas tant les enfants qu'elle craint, car ils peuvent accroître son efficacité et sa représentativité sociale, que les moyens pour les obtenir et l'attachement charnel qu'ils impliquent. Elle a peur que l'amour ne soit tributaire de l'ombre noire de sa sexualité et que ses conséquences ne l'empêchent d'être efficace dans la vie, de ne pas pouvoir concilier vie sociale et affective. Elle va compenser cette angoisse, cette peur du vide de soi-même et de son intériorité par tous les moyens, une hyperactivité sociale, une fuite dans le travail et une hypertrophie du rôle maternel dans un sens non pas affectif mais effectif. Puis elle va se décompenser vers une castration générale, une fuite et une chute dans la colère, la dépression noire et l'indifférence[73].

Là où il est dit que *sepia* fuit et se dissimule ...

La sèche, avec ses huit pieds, est un animal véloce qui sait se **dissimuler** en adaptant sa couleur au milieu, en se cachant derrière son nuage d'encre. **Elle fuit** l'autre, elle fuit la lumière, pour mieux se cacher, pour être plus efficace dans la saisie de ses proies, tout cela grâce à un appareil locomoteur performant. *Sepia* ressent de l'anxiété, fait des rêves anxieux, comme si elle avait été chassée et qu'elle devait s'enfuir en courant. C'est le drame entre la vie et la fuite. Au fond, elle voudrait rester à la lumière, aller vers l'amour, mais sans cesse elle entreprend des choses opposées à ses intensions et se trouve très souvent en contradiction avec elle-même.

Là où il est dit que *sepia* agit
mais ne parvient pas à être...

Sepia **fuit l'être pour l'action**. Elle a un mal fou à aller vers son intériorité, car sans cesse elle est poussée à agir. Les sujets *sepia* ne sont pas des personnes qui vont volontiers vers une introspection. On pourrait les croire tournées vers elles-mêmes, mais en fait elles sont parfois effondrées dans un spleen qui n'a rien d'introspectif (la plupart du temps elles ignorent complètement pourquoi elles sont si dépressives). Leur ferveur religieuse est plus située dans l'action que dans la contemplation : *sepia* était classiquement le remède de celle qui s'évanouissait en s'agenouillant à l'église ! Les *sepia* compensent leur tendance au glissement vers l'hypochondrie par une activité incessante qui les améliore : comme la seiche, elles remuent les tentacules. Le mouvement et l'occupation leur font du bien. Les symptômes sont améliorés par les exercices violents. *Sepia* va présenter une certaine agitation laborieuse, toujours sur le qui-vive, toujours occupée, avec une agitation interne, une hâte à faire les choses, au point qu'elle voudrait que les choses soient finies en les commençant. Elle se sent énervée, se dépêche, parle vite, s'agite, parfois anxieuse, soucieuse, plutôt triste et impatiente. C'est une travailleuse effrénée, celle dont on pense qu'elle est responsable et sérieuse, sans réaliser qu'il s'agit pour elle d'une compensation névrotique d'une angoisse du vide qui la fait courir de la sorte. *Sepia* est consciencieuse, jusqu'à devenir tatillon, pleine de soucis pour les travaux domestiques. C'est le ou la responsable d'entreprise qui finit après tout le monde, qui ne s'arrête ni le soir, ni le week-end, toujours occupé(e), plein(e) de projets, d'idées diverses et sérieuses, de théories rarement ludiques. Dans cet état compensatoire une peu exalté, *sepia* chante volontiers, peut se sentir détendue, rit, devient même sensible à la musique et à l'orage. Elle devient alors inhabituellement gaie lorsqu'il y a des éclairs et du tonnerre. Evidemment, à un stade ultérieur, *sepia* devient paresseuse, déprimée, triste et lente, le prototype de l'effondrée, incapable de prendre la moindre décision, d'avancer, pour finir comme une véritable loque sombre, désespérée et avachie. Sa parole devient lente, elle répond lentement, se meut et évolue au ralenti. Elle est frileuse et craint la neige[74].

BIEN, MAIS ENCORE A PROPOS DE *CALCAREA* ? dr. GRANULE ?

Là où il est dit que *sepia* est un remède d'ombre ...

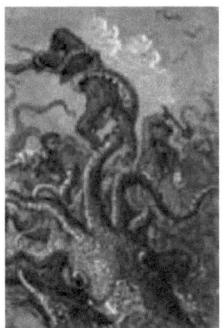

Sepia **fuit la lumière pour l'ombre.** Ce sombre vaisseau gonflé d'encre noire chasse ses proies la nuit. C'est un être de nuit, une créature de l'ombre. *Sepia*, dans une dynamique compensée, est quelqu'un de sthénique, qui semble gaie et même parfois colorée. Mais au fond c'est une sombre qui se fait du souci facilement, qui a des idées préoccupantes sur sa santé. Tous ses maux se présentent à elle sous un très mauvais aspect, elle voit le côté noir des choses. La voici triste et abattue, fatiguée, ruminant de sombres pensées sur sa maladie, sur l'avenir. Sa tristesse est si marquée, qu'elle peut avoir des crises de larmes difficiles à contenir. Elle se sent malheureuse. Elle pleure très facilement, particulièrement en parlant de sa maladie, ce qui l'améliore. Cette humeur sombre se double d'un esprit assez volontiers critique, réprouvant tout et ne voulant rien de ce que veulent les autres. Rien ne va à *sepia* qui trouve à redire à tout. C'est une mauvaise langue, critique, qui a tendance à calomnier et à faire des reproches. Elle est un peu acide, un peu « vinaigre », d'ailleurs elle a un désir de vinaigre. *Sepia* est sombre, noire : « *black is black* »[75]. Il n'y a plus d'espoir. Elle se dispute, sa colère est noire, elle rêve de disputes, de meurtres. *Sepia* voit tout noir devant les yeux[76]. Sa peau devient jaune, noire : taches jaunes et brunes sur la peau, en particulier du visage, masque de grossesse. La peau se couvre d'éruptions (c'est une des principaux remèdes de la peau) : eczéma, herpès, herpès circiné à chaque printemps sur différentes parties du corps. Les règles peuvent être foncées, noires. La transpiration colore le linge en brun, les urines contiennent un sédiment rouge. Le ciel s'assombrit. *Sepia* devient sinistre (n'est-il pas un remède latéralisé à gauche ?). Elle est mécontente de tout. Elle est si désemparée qu'elle a l'impression d'être seule dans un cimetière[77] ; elle désire la solitude, souhaite rester seule, allongée les yeux fermés[78], avec une aversion marquée pour la compagnie, l'horreur de parler et une intolérance aux conversations. *Sepia* n'aime pas spécialement la compagnie, mais redoute de rester seule. Parfois elle a une aversion très forte pour ses proches et en particulier son conjoint. Le passé est noir : elle ressasse les événements désagréables du passé (rappelant *natrum muriaticum* dont *sepia* est imprégné du fait de son origine marine). L'avenir est noir ; elle se perd en de sombres présages. Elle ne supporte plus la vie, avec un dégoût extrême de la vie ; il lui semble qu'elle ne pourra pas supporter plus longtemps une existence aussi misérable[79]. Elle pourrait facilement mettre fin à ses jours. Elle fait des cauchemars, comme si son corps était défiguré, elle voit des corps mutilés…

-------------------- **EN PRATIQUE...** --------------------

→ une jeune fille consulte pour des éruptions circinées qui résistent à tout traitement dermatologique. elle est sérieuse, travailleuse et sombre. elle voit très peu sa mère qui est extrêmement problématique, voire psychiatrique. Des doses de *sepia* vont la débarrasser totalement des son problème de peau.

Là où Baudelaire raconte son *sepia* intérieur...

Spleen

*Quand le ciel bas et lourd pèse comme un
couvercle Sur l'esprit gémissant en proie aux longs
ennuis,
Et que de l'horizon embrassant tout le cercle
Il nous verse un jour noir plus triste que les nuits ;*

*Quand la terre est changée en un cachot
humide, Où l'Espérance, comme une
chauve-souris, S'en va battant les murs de
son aile timide
Et se cognant la tête à des plafonds pourris ;*

*Quand la pluie étalant ses immenses
traînées D'une vaste prison imite les
barreaux,
Et qu'un peuple muet d'infâmes araignées
Vient tendre ses filets au fond de nos
cerveaux,*

*Des cloches tout à coup sautent avec furie
Et lancent vers le ciel un affreux hurlement,
Ainsi que des esprits errants et sans patrie
Qui se mettent à geindre opiniâtrement.*

*Et de longs corbillards, sans tambours ni musique,
Défilent lentement dans mon âme ; l'Espoir,
Vaincu, pleure, et l'Angoisse atroce, despotique,
Sur mon crâne incliné plante son drapeau noir[80].*

BIEN, MAIS ENCORE dr. GRANULE ?

Là où il est dit que *sepia* veut saisir...

Sepia **fuit l'amour pour saisir et posséder.** La relation amoureuse est difficile pour *sepia*. De même qu'elle a du mal à être, elle a du mal à vivre ses sentiments, en particulier l'amour. Ce n'est pas qu'elle ne soit pas attachée à ses proches, mais ses liens sont des liens plus de possession que des liens purement amoureux. Elle est hantée par le manque, elle a peur de la pauvreté, a l'impression d'être pauvre, que sa famille va mourir de faim et qu'elle est infiniment malheureuse. Elle va compenser par un sens de l'économie qui peut confiner à l'avarice (elle pourrait même devenir cleptomane). Elle devient jalouse. Physiquement elle se constipe, avec des selles dures, difficiles et en boules, avec sensation de poids ou de masse dans l'anus, qui n'est pas améliorée par une évacuation. Elle peut ne ressentir aucune envie ou besoin pendant des jours et des jours ; les selles sont dures et grosses ; rectum atone et sensation de balle à l'intérieur ; la malade ne peut pas faire d'efforts et par conséquent, elle ne peut pas évacuer de selle. Cette constipation, crispation s'accompagne d'un phénomène équivalent au niveau du psychisme. *Sepia* devient indifférent à tout et apathique[81], au point que la vie n'a plus aucun intérêt. Ce sentiment d'indifférence s'étend au plaisir, à ses proches et en particulier à ceux qu'elle est sensée aimer. Le sujet *sepia* va devenir indifférent aux proches, mais peut s'enthousiasmer pour son travail ; c'est une personne efficace qui connaît difficilement l'amour et la compassion. En fait elle ne s'aime pas en tant qu'être de chair et d'amour et il lui est difficile

71

d'aimer les autres en tant qu'êtres de chair et d'amour. Elle ne s'aime qu'en tant qu'être de labeur et d'occupation. L'amour physique peut être de qualité, surtout s'il est considéré de façon hygiénique, sportive, à la limite de la compétition. Souvent la libido, après une phase d'embellie, va diminuer. Souvent les rapports sexuels n'améliorent pas la situation ; ils peuvent être suivis de tristesse, de découragement, de vertige, de fatigue mentale, d'irritabilité. D'ailleurs *sepia* a souvent peu d'intérêt pour l'amour physique et trouve quelques prétextes pour l'éviter. Tout ceci ne favorise certainement pas la conception. Déjà les règles étaient irrégulières, problématiques, douloureuses, foncées, hémorragiques, accompagnées de douleurs pesantes du bas ventre. Règles provoquant des malaises, une sensation de froid et des frissons. Règles insuffisantes ou retardées chez des femmes faibles, brunes, à la peau fine et délicate, très sensibles à tout ce qui les entoure. Pour couronner le tout, de nombreux troubles surviennent pendant la grossesse : troubles de l'humeur, nausées, masque de grossesse, maux de dents, constipation, contractions, cystites, maux en tous genres, et, surtout une tendance à faire des fausses couches. Il convient d'ajouter que *sepia* est un remède central de la ménopause, avec son cortège de bouffées de chaleur accompagnées de sueurs au moindre mouvement, de malaises, de douleurs, de fatigue et d'irritabilité, de dépression ou bien de refuge dans des activités domestiques ou gymnastiques. On a l'impression que *sepia* est une sorte de sexe noir, une matrice noire, impression confirmée en regardant l'animal, avec son sac d'encre sombre. C'est pratiquement l'inverse de *calcarea carbonica*, ce réceptacle protecteur de la vie, alors que *sepia* semble fuir la lumière, la vie et l'amour dans une sorte d'hyperactivité compensatoire. La sexualité chez la femme *sepia* est parfois tellement mal vécue qu'elle évoque le viol : *sepia* rêve de viol. On a l'impression que la sexualité n'a que deux visages, celui de l'abstinence ou celui de la souffrance et du viol. Cette peur fondamentale des rapports sexuels les relègue au rang d'activité mécanique. La meilleure manière d'y échapper est l'abstinence, la migraine (*sepia* est un grand remède d'hémicrânie), les longues séances de sofa avec un bandeau sur les yeux ou bien une fuite éperdue dans la gymnastique, la course à pied, le body building, le yoga, la danse et autres exercices corporels où le sujet vit un certain érotisme sans rapports sexuels à proprement parler. La danse convient particulièrement à *sepia*, là où les corps se démènent, se touchent, se frôlent mais ne s'échangent pas, mimant parfois une parodie de ballet nuptial par de longs et vigoureux déhanchements et des frôlements suggestifs. L'homme et la femme *sepia* ont l'aversion du sexe opposé[82]... ce qui dépend du stade de leur problématique car lorsqu'il ou elle est compensé(e) *sepia* ne manque pas de pulsions, a des rêves érotiques. Evidemment le fait d'avoir des pulsions n'implique pas forcément une libido débridée ; *sepia* est certainement freinée dans son élan par des processus inconscient forts. Les rêves de miction semblent également souligner cet aspect des choses, comme l'énurésie qui paraît chez le garçon venir barrer l'accès à la mère. La nuit, *sepia* rêve d'uriner dans sa chambre, et mouille son lit. *Sepia* rêve d'un homme âgé fuyant sa femme et suspecté d'avoir épousé une autre femme[83]. Il s'agit là de la projection en rêve d'une image masculine infidèle et vieillie ! Il y a aussi les rêves de petits animaux, des rêves pénibles, de rats et de serpents…, éventuels témoins d'une inquiétude par rapport à l'univers de la sexualité. Il existe certainement chez l'homme *sepia* le souvenir enfoui d'une mère sombre et peut-être d'une ombre masculine castratrice ou pas assez présente ; chez la femme on trouve certainement une projection masculine stérilisante ou un modèle maternel peu féminin. *Sepia* fuit ses enfants, a de l'indifférence pour ses enfants. *Sepia* peut oublier ses enfants, reflet d'un Saturne (*plumbum*) enfoui qui condamne sa progéniture. Un des caractères les plus forts du sujet *sepia* se trouve dans le mental, l'état affectif[84]. Le remède semble abolir dans une large mesure la faculté de ressentir l'amour naturel, d'être affectueux. Pour l'illustrer dans le langage de la mère : « Je sais que je devrais aimer mes enfants et mon mari, j'avais l'habitude de les aimer, mais maintenant, je ne ressens rien à ce sujet »[85].

Là où il est dit que *sepia* vit entre le vide et la plénitude ...

Enfin il existe aussi un aspect important de *sepia*, celui de **fuir le vide pour ressentir la plénitude** qui rejoint le problème de la **stérilité** et de la **fécondité**. Ce problème est évidemment une autre manière de vivre la tension qui règne entre l'être et l'agir ainsi qu'entre l'amour et la saisie, cette tendance à la contradiction interne. *Sepia* a peur de manquer, nous l'avons déjà noté. Ce manque s'exprime par un appétit solide, avec une sensation de faim à l'estomac, très tôt après les repas[86]. Souvent *sepia* est améliorée après manger (au niveau des céphalées, de la nausée etc..). L'appétit est difficilement rassasié. Il existe une sensation de vide à l'estomac et au ventre[87]. Bien entendu *sepia* va chercher à remplir ce vide, car pour ce remède *la nature a horreur du vide*. Le sujet se sent vide de lui-même, vide d'amour. Ce vide est évidemment ressenti certainement très fort au tréfonds de la femme *sepia* qui désire être remplie, non pas d'un conjoint mais d'un fruit qui lui permette d'exister socialement et maternellement. Ce remplissage ne sera pas le résultat d'un accouplement tendre mais d'un acte sexuel accompli sans trop de bonne grâce. Il y a un vide dans le corps et dans l'existence qu'il faut combler par n'importe quoi sauf par le sexe. Le vide va peu à peu se combler à tous les niveaux. Au niveau digestif il est tellement marqué que la nausée va faire son apparition, nausée, du matin, qui disparaît après avoir mangé quelque chose, nausée à la vue et à l'odeur de nourriture, avec un enduit blanc très marqué, au fond de la langue, une sensation de masse à l'estomac, une sensation de charge dans l'abdomen, en particulier pendant le mouvement et des éructations comme des œufs pourris ou du fumier, avec aversion pour la viande. Le ventre s'alourdit, *sepia* est un remède de gros ventre chez les mères, les matrones. Au niveau des organes génitaux, la sensation de pression pesante est totale, sensation de *bearing down* : pression comme si le contenu allait sortir des organes génitaux. Le pelvis est pour *sepia* une poche sombre et lourde dans le bas ventre. Pression vers le bas, comme si l'utérus allait sortir de la vulve... *Bearing-down* avec les règles... sensation de gêne et de pression vers le bas[88]. Elle doit croiser les jambes pour éviter l'issue du vagin, bien que rien ne sorte..[89] On a l'impression alors que la femme *sepia* est prête à rejeter son utérus et son contenu. Les sensations sont identiques au niveau urinaire : sensation que la vessie est pleine et son contenu va tomber par dessus le pubis, pression et poids lourd dans les ovaires, pression pour uriner, très grande envie d'uriner, avec un *bearing down* dans le pelvis. A partir de là tout semble tomber. Elle fait des rêves effrayants, comme si elle tombait d'une haute montagne[90]. Les cheveux tombent, les paupières sont lourdes et tombantes. Il y a sensation que des poids sont attachés à la partie postérieure des globes oculaires etc.. Chez l'homme, il y a des pertes de liquide prostatique, des écoulements muqueux multiples à tous les niveaux, blanchâtres, jaunâtres, verdâtres. Finalement il existe un relâchement général des tissus dans ce médicament. *Sepia* convient aux femmes grandes, au pelvis étroit, aux fibres et aux muscles relâchés. Une femme qui n'est pas vraiment bâtie comme une femme, qui a les hanches d'un homme n'est pas bâtie pour avoir des enfants[91]. Le relâchement s'accompagne d'un dysfonctionnement de bien des organes, en particulier des organes féminins qui ont du mal à s'épanouir dans une plénitude satisfaisante et fructueuse.

→ une femme de trente ans a accouché quelques mois auparavant de deux jumelles. elle est au bord de l'épuisement. le papa travaille énormément, la famille est loin. elle a un sentiment de débordement total. elle ressent des bouffées de colère surtout contre son compagnon. *Sepia*.

→ une femme de trente ans est stressée. elle n'a pas de travail et essaie d'avoir une enfant. elle est sportive, physique. Elle présente une sciatique gauche. Son sommeil est mauvais. elle est triste, fatiguée. on sent un agacement profond lorsqu'elle parle de son mari. *Sepia*.

→ un homme de quarante cinq ans, musicien, marié, père de famille, vient consulter pour des mycoses génitales à répétition (depuis un an environ), soulagées par des antimycosiques locaux, mais non guéries. Il a des antécédents d'angines, de scoliose, il pratique la musculation depuis longtemps ; sa langue porte l'empreinte des dents et il présente des taches blanches sur les ongle. *Sepia*. la mycose disparaît très rapidement. quelques mois plus tard, son épouse vient consulter et fait part de sa surprise (agréable !), avouant que la sexualité de son mari s'est transformée, les désirs sont revenus et, qu'en conséquence, les rapports qui, depuis plusieurs années étaient rares, ont retrouvés une fréquence honorable.

Evidemment *sepia* est un énorme remède de la grossesse, mais il est loin d'être le seul médicament de

la femme enceinte. Il existe un autre remède de mère
« froide ». Il s'agit cette fois d'une mère dont l'affection
est tellement problématique qu'on peut la qualifier de
mère porteuse : il s'agit de *tarentula hispana*. La
fonction maternelle chez les araignées (et en particulier
chez la tarentule) est présente non pas dans l'amour mais
surtout dans la fonction sociale. La mère-araignée n'est
pas forcément une mère aimante, elle s'occupe du
quotidien, elle est hyperactive, elle cuisine, elle range,
elle tricote, elle nourrit, elle protège (au point
d'emprisonner dans sa toile), elle s'occupe de ses
enfants. Or le tissu familial du foyer passe
essentiellement (mais pas exclusivement) par la
fonction maternelle. L'araignée est un symbole de
l'inconscient qui peut représenter une mère puissante et
négative[92]. Le thème central des araignées serait proche
de celui du tissu familial centré sur la fonction maternelle. Effectivement, l'araignée est aussi la mère
créatrice, celle qui tisse la toile du monde. Cette
problématique est claire dans *tarentula hispana* qui
porte ses petits sur elle. *Tarentula* est hypersensible à la
musique, *theridion* au bruit. Or la musique, comme le
bruit, ont pour ces deux remèdes des répercussions sur
le corps : danse pour l'un et nausée, vertiges pour
l'autre. Cette fonction maternelle est très liée au
mouvement et au son qui sont deux éléments
fondamentaux dans l'énergie vitale libidinale, d'une
part, et aussi dans l'aspect actif de celle qui n'arrête pas
de s'affairer. Le tissu familial, l'organisation sociale
passe par le son qui permet (au delà du regard, de
l'olfaction, du goût et du toucher) la relation. On peut
dire que l'oreille en est un organe privilégié. Cette

organisation passe dans les peuplades dites primitives par le chant et la danse rituelle dont *tarentula* témoigne. On peut aussi dire que cette activité « qui tisse », lorsqu'elle n'est pas canalisée par une loi structurante (de la fonction paternelle), peut devenir anarchique et rebelle, pour aboutir même à la délinquance, en tout cas à une inadaptation sociale et aux conventions usuelles. D'où le caractère révolté de *tarentula*, qui a souvent eu un exemple de fonction maternelle machinale, froide, déshumanisée, une caricature de fonction qui peut également faire office de loi (mère castratrice) vécue de façon arbitraire. C'est par exemple le cas d'enfants portés par une mère jusqu'à la naissance puis recueillis dans des orphelinats déshumanisés où on les gave (ils sont souvent dénutris d'ailleurs) et qui, lorsqu'ils sont adoptés par une famille, n'arrivent pas à intégrer la loi, restant dans le schéma de cette organisation nourricière sans âme où la loi du plus fort prévaut. Tant il est vrai (l'expérience de Spitz tend à le prouver[93]) que l'individu ne peut vivre sans relationner avec un être attentif et humain qui le porte à la lumière. Ainsi, dans le cas de *tarentula*, la mère est une mère porteuse qui nourrit et s'affaire. Or l'amour est indispensable pour l'enfant, la communication de l'amour qui accueille, accompagnée par la présence structurante d'une fonction paternelle qui canalise la socialisation…

----------------- **EN PRATIQUE...** -----------------

→ un adolescent de douze ans consulte. c'est un orphelin roumain, adopté à deux ans. Il a présenté des crises d'angoisse très fortes, des troubles obsessionnels compulsifs ; depuis quelque temps il est cleptomane. Il est agité (les jambes n'arrêtent pas de bouger). Il a du mal à s'endormir. plus tard il voudrait être gendarme pour le secours en montagne avec un chien. Il se tire sur les cheveux machinalement pendant la consultation. Il a des colères contre sa mère, car il la trouve plus sévère. Il aime beaucoup la musique, aime danser. Enfant il rêvait qu'il plongeait sous le sol, dans un garage, où il y avait plein de voitures, il avait peur des voleurs d'enfants. Un pistolet le rassurerait la nuit. *Tarentula hispana* (en particulier devant l'agitation, le goût pour la musique et la danse, ainsi que le thème des voleurs d'enfants).

Là où le dr. Granule parle d'autres remèdes de la grossesse...

• *Pulsatilla* se complet dans l'idée de l'enfant blotti avec maman. Cette évocation la ravit mais elle pleurniche dès qu'elle imagine l'éventualité d'une séparation. Elle en a le cœur soulevé dans une nausée mouillée de larmes, ne supportant plus la nourriture riche et grasse.

• *Kreosotum* a une irrésistible nostalgie de l'état inaltéré de l'enfance, de la pureté virginale passée. Evidemment cet imaginaire lui provoque une salivation douceâtre accompagnée de nausées.

• *Nux vomica* lors de la grossesse indique un tempérament hanté par la juste mesure et le sens du juste, de la justice. La patiente va exprimer un ras le bol physique et mental, souvent justifié par une tâche trop lourde, un surmenage, une intoxication par gavages de toutes sortes ou un sentiment qu'elle n'est pas traitée de manière juste.

•

• Il existe dans *ipeca* une foule de désirs et de frustrations. Le sujet désire une foule de choses et ne sait pas bien quoi. Le sujet s'en trouve malheureux. La substance provoque des nausées, des vomissements, des hémorragies et des troubles respiratoires, comme s'il existait un rejet des principales fonctions vitales, celle du sang, celle de la digestion et celle de la respiration. Il y a une telle exigence dans le désir et une telle intolérance à la frustration que le sujet ne veut plus vivre.

• Quant à *tabacum*, il induit une grande défaillance. Elle a l'impression que le monde repose sur elle. Elle a le sentiment de ce poids énorme qu'elle doit porter, et cherche à puiser l'énergie dans l'air (en se découvrant même l'abdomen).

------------------ **EN PRATIQUE...** -------------------

→ une femme attend un deuxième enfant. Son premier mari a disparu de façon dramatique et brutale le lendemain de l'accouchement de son premier enfant. Elle consulte une sage femme. Elle présente une montée de la tension artérielle depuis sa grossesse, avec des malaises, des sueurs et des maux de tête, un état d'angoisse violent et brutal. *Aconit* règle le problème.

→ une jeune femme de trente ans présente de l'eczéma du dos des mains qui a tendance à suppurer et des infections vaginales à répétition. C'est une femme très sentimentale qui voudrait faire un métier lié à la nature et qui rougit facilement. En ce moment, dit-elle, « je pleure, je suis comme un bébé abandonné quand je me réveille ». « J'ai envie d'être une femme, de m'occuper de moi, j'ai envie d'avoir des rapports de femme avec mon ami. » Dernièrement, j'ai dîné avec mon ancien ami ; en rentrant chez moi j'avais une infection génitale ! ». « Avec mon ex-ami pendant sept ans on n'a pratiquement pas fait l'amour !... » Il y aurait un gros tabou sexuel dans la famille. elle avait peur de son père, elle avait peur du noir et des chiens. Elle rêve souvent de son père, de son grand frère, de son ancien ami (les hommes de sa vie). Elle rêve que son père parle violemment à sa mère, que son père trompe sa mère. Elle se sent vulnérable. La mycose persiste fort ; « çà brûle, c'est très rouge. c'est comme si j'étais agressée ». Elle a peur de perdre l'état de l'enfance. *Kreosotum*. Disparition de l'eczéma et des infections génitales. Les rapports s'améliorent avec son ami. elle est enceinte.

PARLEZ-NOUS ENCORE DE LA GROSSESSE, dr. GRANULE...

La compensation sécuritaire est souvent retrouvée pendant la grossesse. La sorte d'athanor que constitue le ventre de la mère est un havre sécurisant et la maman le sait, elle en jouit, elle en joue et elle se complaît parfois dans cette contemplation.

• *Calcarea carbonica* encore une fois peut exprimer cet état, avec son cortège de peurs, de sensations, de symptômes divers.

• *Bryonia* a aussi le désir de rester bien tranquille, à la

• maison, de rentrer chez elle, comme la bryone attachée à sa grosse racine et par les vrilles qui s'agrippent alentour, comme si elle ne voulait pas bouger d'un pouce. La maman *bryonia* refuse de bouger, elle a le souci du matériel, se constipe et boit de grandes quantités pour étancher sa soif.

• Mais la jeune mère, comme beaucoup d'animaux, prépare son nid, elle se fait un territoire pour son petit, elle défend son abri contre vents et marées. Elle aura peut-être alors les symptômes de *lycopodium clavatum*, son caractère affirmé, ses colères, ses peurs, et ses troubles digestifs.

La grossesse peut être le lieu et le temps de la douleur physique, avec des contractions violentes, mortifères, angoissantes. Les douleurs imitent celles de l'accouchement, comme si l'échéance de la délivrance était redoutée au point que la tension qui en résulte retentit violemment dans le ventre. Les douleurs de contractions de grossesse ne sont pas très différentes de celles de l'avortement et de l'accouchement.

Il faut parler maintenant de l'accouchement…

HISTOIRES D'ACCOUCHEMENT

> « UNE MINUTE DE BON SENS »
> DU dr. GRANULE...

Là où il est dit quels sont
les principaux remèdes de l'accouchement...

L'accouchement est une première séparation sérieuse. La vie biologique à deux prend fin. L'imaginaire de la mère vis-à-vis de son enfant prend fin. Elle est confrontée non plus à un fantasme, mais à un enfant véritable, plus ou moins réussi, plus ou moins comblant, plus ou moins satisfaisant sur le plan narcissique pour la maman et son entourage.

L'angoisse est toujours possible et souvent présente à l'accouchement. On connaît les appréhensions des parturientes, édifiées par les récits des aînées. Elles véhiculent bien des histoires passées difficiles. La naissance est parfois vécue de façon dramatique.

• Lorsque *aconit* est indiqué, c'est l'indicible qui s'exprime dans un tableau d'angoisse violent et brutal. La jeune femme a peur de ne pas pouvoir accoucher, de mourir, elle pressent la mort, comme si cet accouchement était une échéance effroyable, une arène où se joue un jeu de naissance et de mort imminente. L'irruption de ce raptus anxieux est brutale, violente. Les organes génitaux sont secs et sensibles. La parturiente est agitée, avec une peur atroce de mourir. Le tableau est dramatique. Un réel indicible surgit irrésistiblement, au-delà de toute parole, de tout raisonnement. C'est la peur aux tripes qui s'exprime. Quel souvenir enfoui, quelle énergie souterraine sous-tend ce drame ? Il est impossible de le dire à ce moment là et il ne sera peut-être jamais permis de le savoir.

• *Actea racemosa* est tétanisée à devenir folle, l'idée d'accoucher la rend hystérique Elle a mal aux cervicales et au dos, avec des douleurs sacrées, sacro-iliaques. Elle est agitée, parle et s'étourdit de paroles en passant du coq à l'âne, avec une peur de l'accouchement intense, jusqu'à l'angoisse de devenir folle. Elle se voit enfermée comme dans une cage, a l'impression d'être au dessous d'un nuage noir. Elle est cernée, dans une situation dont elle ne peut s'échapper et qu'elle redoute pour des raisons inconscientes auxquelles elle n'a pas accès. L'idée d'accoucher la rend hystérique et folle. Ce n'est pas la séparation symbiotique qu'elle redoute, mais plutôt l'avènement d'une expulsion qu'elle ne peut supporter, comme si elle allait exploser, être désintégrée, qu'elle allait perdre toute consistance en accouchant[94]. Elle a peur de perdre le contrôle, peur de devenir folle..

• *Apis mellifica* est un médicament de femmes qui ont tendance à faire des avortements du premier trimestre. Cette femme très active n'a pas la place pour une grossesse, car la grossesse est réservée à la reine des abeilles et non à une simple ouvrière. *Apis* est frustrée sexuellement, jalouse envers celles qui se reproduisent dans la plénitude et dans l'amour.

• Il est un remède extrêmement utile lors de la grossesse et de l'accouchement : il s'agit d'*Arnica*. En général, *arnica* n'est pas une personne tournée vers l'introspection. C'est quelqu'un d'assez carré qui prend des risques et qui prend des coups. Tout le monde connaît la notion de traumatisme qui lui est attachée. La sensibilité locale est forte et empêche l'examen médical, il ne faut ni la toucher, ni l'approcher. Pendant la grossesse la maman est meurtrie par les coups de pied de l'enfant. La tête est chaude et le corps frais. Elle reste froide, même si la pression lui monte à la tête. D'ailleurs elle affirme que tout va bien, même dans des circonstances difficiles.

• Quant à *arsenicum album*, l'arsenic, le poison par excellence, il est le médicament de l'œuvre au noir, stade de la mort et de l'horreur de la putréfaction. Chaque événement douloureux de la vie semble le ramener à un épisode dramatique et morbide inconscient (peut-être la mort du placenta qui semble le hanter, particulièrement à travers la projection morbide de la pendaison, qui évoque cet épisode, celui de la section du cordon ombilical et de la séparation qui a induit la mort d'un double pour permettre la vie). La grossesse, surtout si elle est le témoin d'un événement morbide, peut devenir le théâtre d'une angoisse mortifère de type *arsenicum*, en particulier lorsqu'il y a un deuil ou une maladie grave dans la famille, un avortement ou à fortiori (pour l'enfant) la mort de la maman en couches.

• *Belladona* représente peut-être le drame d'une mère qui retient l'enfant avec son col mince et rigide, verrouillé. Elle est forte comme le dragon qui contient l'enfant entre les mâchoires de ses cuisses, elle émet des mouvements puissants de l'utérus. Son sexe, sa peau sont chauds, pulsants comme les membres d'un géant qui crache le feu vital de son ventre. Elle sursaute à la moindre secousse, elle ne supporte ni bruit, ni lumière comme un animal infernal furieux d'aimer et d'accoucher de son enfant.

• *Bellis perennis* (étymologiquement : beauté pérenne, l'humble pâquerette, la fleur de Pâques, temps de la résurrection de la nature) est un remède de traumatisme du petit bassin après un accouchement ou une opération gynécologique, un remède de traumatisme des seins, avec la particularité de ressentir une meurtrissure et des courbatures aux parties atteintes.

• *Caulophyllum* présente des douleurs piquantes du col comme des piqûres d'épingles, des douleurs spasmodiques avec un col utérin très rigide et verrouillé. C'est aussi un médicament des doigts et des petites articulations de la main et du pied, avec des douleurs erratiques. Grand remède de l'accouchement, qui semble refuser le mouvement impitoyable vers la délivrance, qui ne peut ni toucher, ni avancer, tourmentée par une valse hésitation et des douleurs piquantes erratiques qui la clouent.

• *Chamomilla* est un remède d'acquisition de l'autonomie, de l'énergie de vie, contre vents et marées. La jeune maman va enfanter, c'est son droit, c'est ce qu'elle doit faire et accomplir et personne ne va l'en empêcher. Elle est prête à se battre. Rien ne va pas assez vite, elle appelle le médecin puis le renvoie. Elle ne sait plus très bien où elle en est car la situation est insupportable, comme sont insupportables les douleurs atroces qui la déchirent et la mettent hors d'elle ; elle houspille tout le monde. Elle a la tête chaude.

• *Gelsemium* est paralysée de peur. Son visage est rouge et congestionné. Elle est faible, tremble, son col est rigide,

• elle est apathique et abrutie, avec des douleurs de l'utérus remontant dans le dos, irradiant au dos et aux hanches. Elle est terrorisée par ce qui pourrait arriver.

• Lorsque l'enfant paraît ou va paraître la jeune maman peut être saisie par une sorte de panique, non pas mortelle comme avec *aconit*, mais par une panique intense devant un monde qui va basculer vers un nouvel ordre affectif où plus rien ne sera comme avant, ni les liens familiaux, ni les liens filiaux : *Ignatia* a un sens très aigu de l'équilibre affectif et émotionnel. *Ignatia* croit en un amour idéal. Pour elle l'ordre du monde en dépend. Si cet ordre disparaît, si on l'abolit, alors tout devient paradoxal, car plus rien n'a de sens : tout est cul par dessus tête. L'accouchée a le col rigide. Elle pleure et sanglote, soupire, prête à défaillir.

• *Kalium carbonicum* porte le monde et particulièrement l'organisation de son univers. C'est elle qui est responsable de la fratrie, de la famille, de l'organisation du groupe. C'est épuisant. Elle vacille sous la charge qui la « gonfle ». Ses douleurs sont piquantes et lancinantes. Elle désire une pression sur le dos. Les douleurs commencent dans le dos et descendent dans les fesses.

• *Nux vomica* en a assez, assez d'attendre, assez de travailler, assez d'avoir mal, assez du bruit, des autres, de tout ce qui l'entoure et qui lui paraît injuste, ce qui l'exaspère et la rend terriblement impatiente. Ses douleurs sont violentes, elle a des crampes, des spasmes abdominaux et un fondement qu'elle ressent plein et lourd avec une envie pressante d'aller à la selle et d'uriner, les douleurs irradiant au rectum. Elle est hypersensible à tout, même aux courants d'air. Elle est irritable et sujette au malaise.

88

• *Platina* se croit reine mère, digne des plus grands égards, avec un compagnon qui ne la comble pas suffisamment, arrivant péniblement à sa cheville royale. *Platina* souffre de contractions, ne cessant de se lamenter sur son sort et sa déchéance. On ne peut pas l'examiner (ce serait un crime de lèse-majesté !). Elle est la référence universelle. Platina a été mal reconnue comme objet de désir. Elle a été trop valorisée ou insuffisamment valorisée. Elle a été un objet de projection de désir mal focalisé : en trop ou en pas assez. Elle est frustrée dans sa projection, dans sa sexualité : son compagnon est un minable et personne ne peut satisfaire son désir, car personne n'est à sa hauteur[95].

• *Pulsatilla* a des contractions irrégulières. Elle anticipe la séparation d'avec son enfant, comme elle a pu ressentir déjà l'arrachement à sa propre mère. Elle pleure et rit comme l'enfant qui voit s'éloigner le sein de sa mère et qui le voit revenir, comme l'enfant qui répète sans cesse le jet d'un objet qu'il faut ramasser à chaque fois, ou qui se cache et rit aux éclats alors qu'il fond en larmes lorsque sa maman disparaît. Elle a un faux travail, (car un véritable travail ne l'arrangerait pas) ou la présentation de l'enfant n'est pas bonne. Elle a besoin d'air. Elle est mère, en symbiose avec son enfant et craint la fin de cet état de grâce.

• La mère peut être comme écartelée, brisée, empalée et saignée par l'accouchement, entre la vie et la mort. *Sabina*, le genévrier sabine, a la sensation d'avoir le sacrum brisé, comme si les os allaient se séparer, avec des douleurs du sacrum irradiant au pubis, des douleurs du bas du dos irradiant dans les cuisses, accompagnées d'hémorragie de sang rouge vif. Il s'agit d'une véritable désintégration, d'un morcellement du corps qui éclate comme une grenade mûre, il s'agit d'un processus morbide, entre la vie et la mort, entre l'avortement et l'accouchement effroyable. *Secale cornutum* est un parasite, l'ergot de seigle qui peut provoquer des symptômes extrêmement violents, comme ceux de l'ergotisme, appelé au Moyen Âge, mal des ardents ou feu de Saint Antoine. L'enfant de *secale* n'est pas vécu comme symbiotique mais comme un parasite qui vient pomper les forces vitales de la mère[96]. La femme abandonne ses proches. Elle a l'impression qu'il y a dans son lit deux personnes malades, une qui va guérir (elle-même ?) et l'autre non (l'enfant ?). La grossesse pour elle n'est-elle pas une maladie plutôt qu'un échange vital harmonieux entre deux êtres ? C'est un remède d'avortement. *Secale* peut se déchirer le vagin, se mettre un doigt dans le vagin et se gratter au sang. On perçoit là une attitude d'automutilation, comme si la mère voulait expulser un corps étranger. Elle a des contractions irrégulières, des hémorragies, veut de l'air frais, son utérus est atone. C'est une femme faible et pâle qui a des sensations de malaise.

• Lorsque la future mère est *sepia* la grossesse et l'accouchement deviennent, non pas seulement un acte d'amour, mais une véritable tâche dont il faut s'acquitter, coûte que coûte. Tout est lourd, tout est pesant, le conjoint est difficile à supporter. Il existe une sensation de pesanteur au niveau de l'anus ; la mère croise les jambes pour se soulager ; le col est induré. *Sepia* est mère, mais elle est mère d'un enfant qu'elle possède et dont elle va s'occuper (ou non) avec une sollicitude un peu fonctionnelle.

Mais un des temps forts de la symbiose est celui de l'allaitement. Lorsque l'enfant paraît il doit être nourri. Un lien très fort l'unit alors à sa mère.

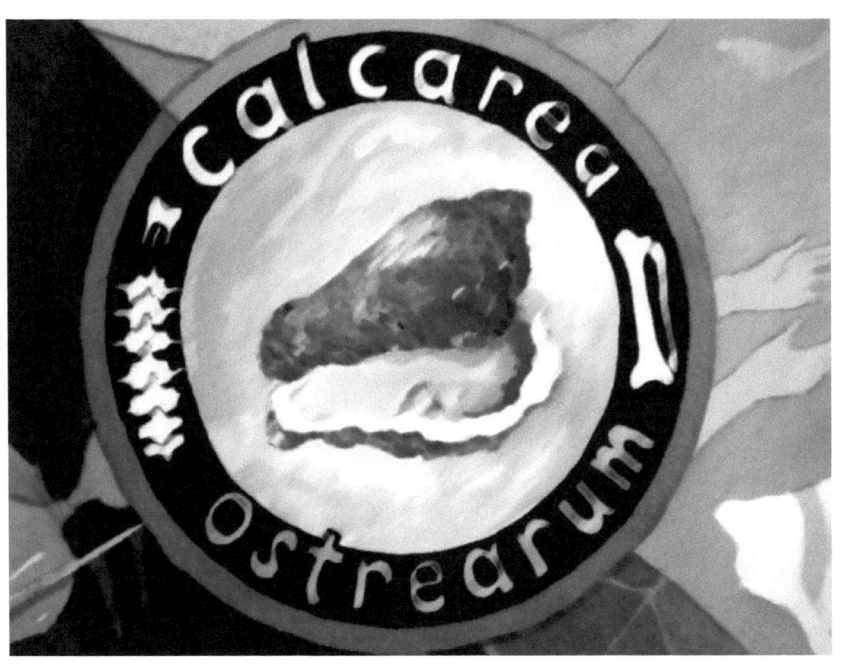

Sylvie Verschoote - aquarelle

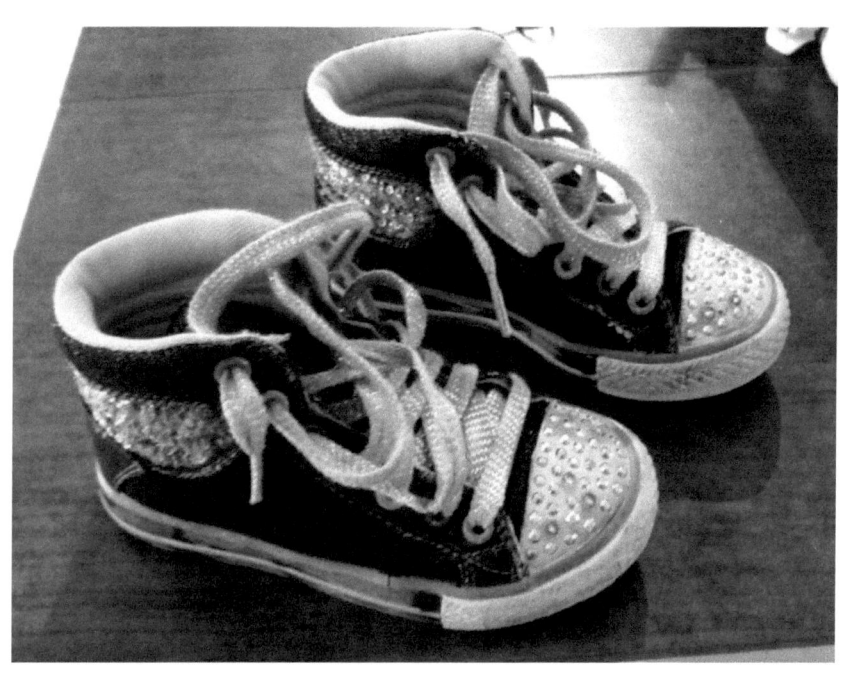

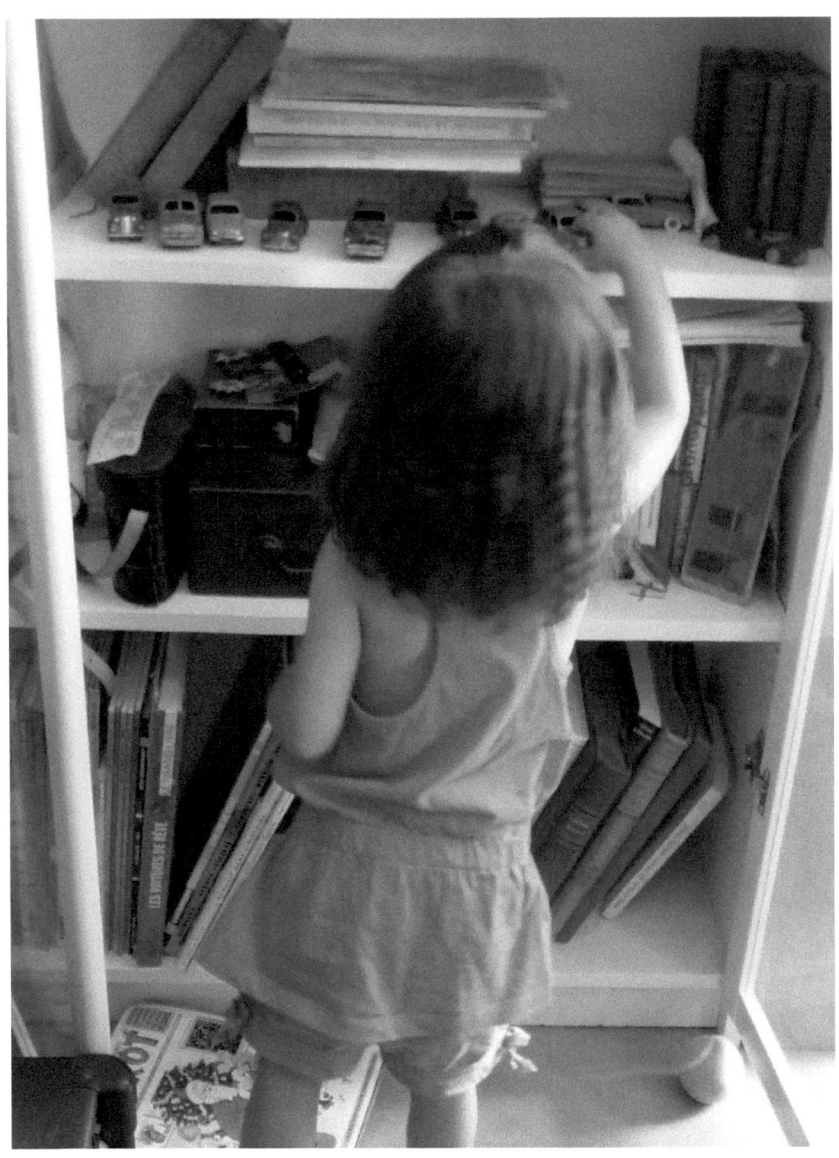

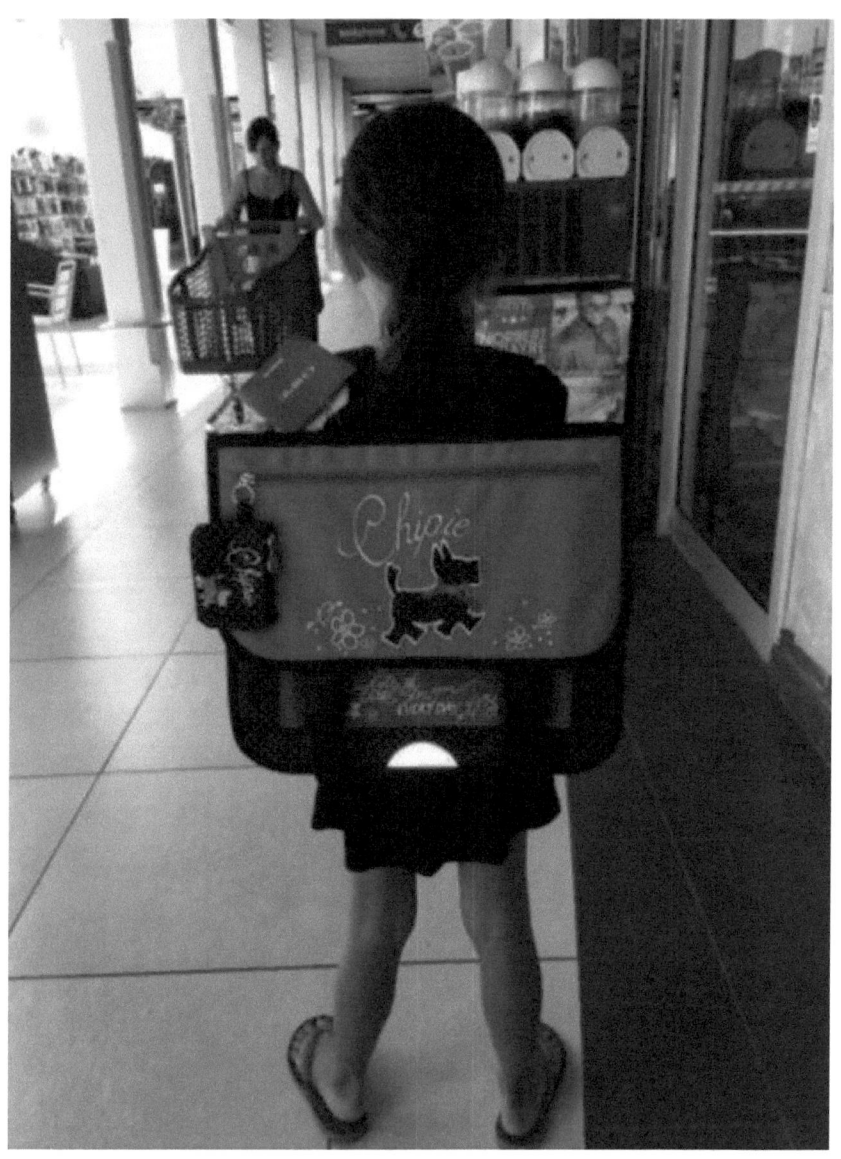

« UNE MINUTE DE BON SENS » DU dr. GRANULE...

Les mammifères nourrissent leur progéniture avec le lait que les femelles produisent. La production de lait se déclenche très rapidement dès la naissance des petits mammifères. Dans les premiers jours il y a formation de colostrum (substance jaunâtre, riche en protéines et en anticorps), puis de lait dont la production est stimulée par les tétées ou la stimulation régulière des mamelles par extraction du lait. Chez les humains, la mère peut nourrir son enfant longtemps, jusqu'à deux ans ou même davantage. Le lait maternel est extrêmement utile pour les défenses immunitaires du tout petit, il peut être bon pour son développement neurologique. Quant à la tétée, elle est propice à l'environnement affectif de l'enfant. L'allaitement est un prolongement du cordon ombilical après l'accouchement. Le sein (ou à défaut la tétine) est fondamental pendant les premiers mois de la vie.

Le sein a une fonction physiologique. C'est un organe glandulaire qui sécrète du lait pendant la période qui suit la gestation qui dure tant que l'allaitement persiste. C'est aussi un organe sexuel avec une fonction érogène (le mamelon possède une fonction érectile qui participe à l'excitation sexuelle) et une fonction érotique.

Le lait est une substance qui évoque très fortement le lien maternel[97]. Les laits révèlent la nature archaïque de l'homme, tout particulièrement le lien primitif avec la mère, avec l'élément nourricier, avec la symbiose. Les laits utilisés en homéopathie sont maintenant nombreux. Pendant longtemps l'homéopathie n'a connu principalement que *lac caninum* et *lac defloratum*, mais les temps ont changé et de nombreuses pathogénésies nouvelles font leur apparition.

Il peut exister trois aspects problématiques lors de la période théorique de l'allaitement : l'absence d'allaitement maternel, l'excès d'allaitement maternel (et un détachement difficile de la mère de son enfant) ou un allaitement problématique pas car l'enfant refuse le lait ou a du mal à téter. Dans le premier cas de figure la finition biologique et affective n'a pas lieu, dans le second, il y a dysfonctionnement à cause d'un lien étouffant avec la mère et du rôle paternel relégué, dans le troisième il y a problème car le lait est refusé ou inaccessible.

Chez l'humain la situation la plus logique est celle de l'allaitement maternel. Il existe une pathogénésie[98] du lait humain : *lac humanum*. Il s'agit du lait humain provenant d'une seule femme, en période de lactation et dynamisé.

Le sujet *lac humanum* est détaché, se sent isolé, avec une tendance à régresser (cherche le giron maternel, suce son pouce, rêve de bébés et de mort ; il rêve également de serpents).

Là où il est dit quels sont les principaux remèdes de l'allaitement...

Il existe des substituts au lait de femme. Nous connaissons essentiellement le lait de vache dans nos pays. Le lait de vache homéopathique est surtout connu sous sa forme écrémée. On trouve toutefois une courte description de *lac vaccinum*[99] avec de la tristesse, comme s'il avait entendu de mauvaises nouvelles et une fatigue mentale.

• La pathogénésie de *lac vaccinum defloratum* est plus complète. Elle décrit des symptômes où le thème de la solitude et du sentiment de séparation du groupe est fort. Le sujet n´a pas envie de vivre et s´interroge sur la façon la plus douce et la plus sûre d´en finir avec la vie, croit que tous ses amis vont mourir et qu´il lui faut entrer au couvent... Il est sûr de mourir dans les vingt-quatre heures, évite la vue des gens. A noter une claustrophobie. *Lac defloratum* aurait le problème des séparations, même naturelles qui le laissent sans force[100]. Cette hypothèse vient de la constatation qu'en enlevant la crème du lait on pense le séparer en quelque sorte de sa substance la plus précieuse. L'idée est séduisante mais si la pathogénésie de *lac vaccinum* était poussée plus loin, n'aurait-on pas des symptômes assez semblables ? Le fait d'être nourri non plus au sein mais au lait de vache pour un enfant humain n'est-il pas en soi une expérience assez difficile, voire même dramatique, car le lait de vache est très différent du lait humain ? Le fait notable dans l'histoire c'est que l'enfant humain est coupé de sa mère physiquement. Certes la vache symbolise souvent la maternité, l'amour et l'abondance, mais pour l'enfant ne s'agit-il pas aussi d'une « vacherie » ?

Lac caninum, le lait de chienne[101] fait penser à Romulus et Rémus[102] qui ont été élevés par la louve. On sait que le chien et le loup font partie tous deux de la famille des canidés. La louve est certes dans cette histoire mythologique une mère nourricière mais c'est aussi une mère qui peut inquiéter ; elle peut être une mère envahissante, abusive, enfermante, voire lointaine ou même hostile et prendre parfois l'aspect d'une mauvaise mère (ce qui n'est pas vrai dans tous les cas). Cet enlacement engloutissant ou hostile va entraîner une image de soi catastrophique, une grande dévalorisation de soi. Cet aspect de la mère est projeté chez *calcarea carbonica* (et chez *belladona* son remède aigu) sous la forme d'animaux qui mordent (problématique du chien et de la morsure).

Chez *lac caninum* la peur n'est pas la peur de la dévoration mais la peur de l'engloutissement , de l'enlacement, d'où ces phantasmes nombreux de reptiles qui semblent circonvenir et enlacer le sujet. Il est évident que le lait est le lien maternel par excellence et que ce lien peut devenir dangereux pour l'enfant s'il est trop serré. L'enlacement se retrouve chez *lac caninum*[103]. Il y a crainte de l'enlacement dans les bras d'une image maternelle étouffante, de l'enlacement mortel de l'inconscient[104]. Les idées de dévoration, d'enlacement, d'engloutissement, sont proches. Elles ont bien sûr des nuances. L'huître bivalve peut représenter la bouche de la dévoration. Quant à l'allaitement, il se fait normalement dans des bras qui enlacent. Cet enlacement peut être sécurisant, mais il peut également étouffer comme celui de *lachesis mutus*[105], serpent particulièrement serrant jusqu'à produire un manque d'air insupportable. La plupart des laits ont des visions récurrentes de serpents. L'enlacement peut aussi exprimer la peur du mâle qui vient pour séparer de la mère, peur de sa brutalité, de ses abus possibles. On peut lire dans *lac caninum* ce symptôme incroyable[106] : « Sensation ou illusion d'être entourée par des myriades de serpents ; certains montant et descendant en courant comme des éclairs dans la peau, certains à l'intérieur semblaient longs et fins ; crainte de mettre le pied sur le plancher de peur de marcher dessus et qu'ils s'entortillent et s'enroulent autour de ses jambes ; crainte de regarder derrière elle de peur d'y voir des serpents, n'en rêve pas et est rarement troublée par eux après le soir venu ; en allant se coucher elle craint de fermer les yeux de peur qu'un gros serpent, de la taille d'un bras, ne la heurte au visage. Une particularité de *lac caninum* est de ne pas supporter de regarder ou de toucher une partie de son corps, comme s'il se dégoûtait lui-même. *Lac caninum* ne supporte de regarder aucune partie de son corps, même les mains, car cela intensifie son sentiment de dégoût et d'horreur ; ne supporte pas qu'une partie du corps en touche une autre et doit garder les doigts écartés ; sent que si elle ne pouvait pas d'une quelconque façon sortir de son corps, elle deviendrait bientôt folle[107].

Il existe une dévalorisation énorme chez *lac caninum*, avec impression d'être diminué, que tout ce qu'elle dit est un mensonge, qu'on l'observe de haut en bas, d'avoir le nez d'un autre, d'être sale, insultée ; elle pense qu'elle sera incapable d'assumer son devoir. Certes on peut entendre la répulsion que le sujet *lac caninum* a de lui-même mais comment la comprendre ? On peut évidemment interpréter cette phobie des reptiles comme une symbolique sexuelle avec la phobie corporelle qui s'ensuit. De même trouve-t-on des images d'araignées, qui transcrivent assez clairement la peur de ce réseau maternel tissé et dont on peut difficilement s'extirper. Bien entendu, de même que dans *lycopodium clavatum* nous trouvons des phantasmes de castration, le serpent peut sans doute aussi chez certains sujets *lac caninum* évoquer la peur d'une fonction paternelle brutale redoutée ou malgré tout souhaitée pour échapper à l'engluement maternel. Lorsqu'on lit les cas publiés de *lac caninum*, on trouve des personnes inhibées, souvent avec un rapport privilégié avec la mère, mais aussi des allusions à des abus sexuels de la part du père. En définitive la problématique de *lac caninum* est à mi chemin entre *calcarea carbonica* et sa peur de l'enfermement au sein de l'élément maternel (ici sous forme d'enlacement) et *lycopodium clavatum* et sa peur de la castration et de l'inceste.

Lac caninum est touchée dans sa fonction de femme, maternelle et dans sa gorge. Un des symptômes les plus particuliers de *lac caninum* est celui de l'alternance des côtés atteints (par exemple une angine peut débuter d'un côté puis passer de l'autre côté et revenir au premier côté). Il y a balancement entre la gauche et la droite, entre la mère enlaçante (la louve de Romulus et Remus). et le père non protecteur, voire menaçant.

------------------- **EN PRATIQUE...** -------------------

→ une femme de trente ans a des problèmes prémenstruels, à type de douleurs. elle craint alors la moindre pression, même celle de l'eau sous la douche. elle a peur des araignées et en rêve. elle pleure en disant qu'elle n'a aucune confiance en elle. elle se trouve trop grosse (ce qui n'est pas le cas) et ça la rend malheureuse. *Lac caninum*.

→ une femme ne voulait pas allaiter. elle ne supportait ni le *Vasobral*, ni le *Parlodel* qui lui provoquaient des malaises. Seul *lac caninum* vint à bout de son état.

- *Lac felinum*[108] est le lait de chatte. Il a des peurs curieuses : Peur des objets pointus, peur de tomber en descendant les escaliers, mais sans vertige. Consciencieux de façon morbide ; la moindre petite faute lui apparaissait un crime. Il a des rêves sexuels ; beaucoup de rêves d'être poursuivi pour être violé, même par des gens de la famille. La problématique du lait est mêlée à celle du chat. Il y a là un dilemme intense entre la dépendance et l'indépendance. Le fil est tendu entre une problématique de symbiose et une problématique d'indépendance avec des fantasmes sexuels, particulièrement de viol. Le chat est un séducteur, ses yeux fascinent depuis l'antiquité, en particulier chez les Egyptiens. Le chat n'est-il pas un animal indépendant et naturellement très sensuel ? Il semble que les laits, qui sont liés par nature à la sexualité, soient parfois liés à des histoires d'abus sexuels réels ou fantasmés, sortes de compensation (ou de décompensation d'un état de symbiose dont le sujet veut s'extirper. Il s'en extirpe en restant encore très lié au schéma familial de départ et sa projection sexuelle n'a pas encore fait le sacrifice du parent hétérosexuel). Le parent hétérosexuel est à la fois aimé et haï ; c'est une figure ambiguë d'attirance et de répulsion œdipienne.

-------------------- **EN PRATIQUE...** --------------------

→ une jeune femme vient car depuis pas mal de temps elle est très angoissée, surtout la nuit. Ça commence vers minuit, elle a l'impression qu'elle va mourir. Entre cinq et neuf ans, elle dit avoir subi des attouchements de la part de son frère qui avait onze ans. Elle a peur de tout, de finir sous les ponts, de finir prostituée (elle dit être écœurée par le sexe). Elle adore les animaux. Elle a honte d'elle-même, se maquille pour se cacher. Elle aime peindre. Elle est obsédée par le poids. « Il fallait qu'ils soient tous à mes pieds - je m'habillais comme une salope. ». « Ma mère est très proche de moi. Je voyais peu mon père qui rentrait tard. J'avais l'impression qu'il était inabordable. ». Elle avait peur des chats. Son père disait qu'elle était « une salope ou une pute » quand elle se maquillait ou qu'elle avait des attitudes de séductrice. Elle avoue adorer séduire. Elle dit revoir son frère qui lui « fait des choses ». « Je ressens du plaisir ». Elle rêve que son chat se fait massacrer. *Lac felinum* lui fait beaucoup de bien. évidemment un tel cas est certes aidé par le remède, ce qui ne dispense en aucune façon la patiente d'une thérapie complémentaire pour démêler l'imbroglio de son inconscient.

« UNE MINUTE DE BON SENS » DU dr. GRANULE...

mais pour l'allaitement dr. Granule, quels sont les remèdes principaux ?

Quant à l'allaitement proprement dit, les remèdes qui peuvent être indiqués sont nombreux. Evidemment les laits dont nous venons de parler peuvent être envisagés (surtout *lac caninum*), mais d'autres substances classiques sont souvent retrouvées en clinique :

• *Belladona* montre une image de femme belle, aux pupilles élargies, la belle dame mais qui montre des aspects inquiétants. Les seins sont gonflés et douloureux, chauds et rouges, avec un début de lymphangite. La maman a des douleurs à la moindre secousse.

• Chez *bryonia*, les seins sont lourds comme des pierres, durs et douloureux, avec une aggravation des douleurs au moindre mouvement. Voici un tableau fixé : la mère ne veut plus bouger et reste accroché à sa maison, sans vouloir en sortir.

- *Calcarea carbonica* a un lait trop abondant, comme de l'eau ou un lait rare avec des seins distendus. Le lait semble ne pas convenir à l'enfant. La mère est angoissée et a froid.

- *Dulcamara* voit son lait supprimé après avoir pris froid. La maman est irritable, autoritaire, centrée sur elle même et sur son ombilic. Elle ne voudrait aucune contrariété, aucun obstacle dans sa vie, aucun changement, ne fut-ce que celui du temps qui passe à l'humidité. Son apparence « douce amère » cache un caractère assez rebelle.

- Chez *lac caninum* les seins sont endoloris et hypersensibles. La maman doit se tenir les seins fermement en montant ou en descendant les escaliers. Elle ne se supporte ni son corps, son image, ni son état, se déclarant nulle.

- *Phytolacca* a des douleurs du sein pendant la tétée qui irradient dans le dos, dans tout le corps, à se trouver mal. Les seins sont durs et hypersensibles, avec tendance à la congestion axillaire et aux crevasses des mamelons.

- *Pulsatilla* convient aux femmes douces, larmoyantes qui ont peu de lait ou beaucoup de lait, à amour maternel un peu envahissant. Elles pleurent et envisagent le sevrage à regret.

- *Urtica urens* manque de sécrétion lactée. Il peut y avoir prurit, urticaire et diarrhée.

→ Depuis son mariage et son départ, il y a trois ans, loin du Brésil, son foyer familial, elle a pris quinze kilos ; elle serre les dents le soir à la fatigue et téléphone souvent à son père qui est son confident, l'émotion met un grelot dans sa voix lorsqu'elle évoque sa famille. la voilà enceinte, elle a des nausées, le gras lui reste sur l'estomac et des difficultés pour s'endormir le soir apparaissent. une dose de *pulsatilla* améliore son sommeil et ses troubles digestifs. quelques mois après l'accouchement, lorsqu'elle revient d'un séjour au Brésil où elle a présenté l'enfant à sa famille, elle est triste et son lait tarit. *Pulsatilla* fait redémarrer l'allaitement et la jeune maman n'a plus besoin d'être constamment consolée et réconfortée par son mari. l'épreuve suivante a lieu lorsque bébé refuse catégoriquement le lait de sa mère, même dans un biberon. catastrophée la maman pleure : « ça a coupé un lien que je ne voulais pas couper, ça s'est arrêté malgré moi ». *Pulsatilla* est encore nécessaire lors du passage à l'alimentation diversifiée et lorsque le petit, tout content, entre au jardin d'enfant sans se retourner pour dire au revoir à maman. quelques temps plus tard, le mari de la patiente doit s'absenter et, tracassé par une difficile reconversion professionnelle, délaisse un peu sa petite famille. la patiente se sent abandonnée, doit tout porter elle même, seule avec son fils qui devient inquiet, commence à se cramponner à elle, et développe un asthme qui répond bien à *pulsatilla*.

SEPARATION

ET LE SEVRAGE dr. GRANULE ?

L e sevrage est une séparation douloureuse pour l'enfant qui a connu le sein. Il est difficile à envisager chez de nombreuses mamans qui ont souvent tendance à prolonger la durée de l'allaitement. Pour le sevrage plusieurs remèdes sont envisageables (il ne d'agit que d'une liste limitée et, de ce fait, partielle).

• *Belladona* a les seins congestionnés, rouges, sensibles à la moindre secousse, des maux de tête.

• *Bryonia* a trop de lait et des seins extrêmement douloureux, hypersensibles au moindre mouvement.

• *Calcarea carbonica* est anxieuse, frileuse. La symbiose est en danger.

• *Lac caninum* est souverain pour arrêter la lactation. La maman a les seins douloureux qu'elle doit tenir, elle qui ne se supporte plus !

• *Lac defloratum* est désespérée par cette séparation. Elle envisage de se retirer loin de tous, de toute compagnie.

- *Pulsatilla* pleure d'abandonner son enfant en arrêtant l'allaitement !

- *Urtica urens* peut aider à arrêter la sécrétion de lait après le sevrage.

*

on raconte ...

Là où l'on raconte l'histoire de _pulsatilla_, celle qui se sent délaissée...

es enfants devaient partir pour la crèche. C'était un jour difficile pour tout le monde, pour les parents qui avaient bien le cœur serré et pour les enfants qui ressentaient que tout n'était pas comme d'habitude. On avait bien pris le soin d'accompagner les petits quelques heures par jour depuis plusieurs jours, la maman était restée auprès d'eux, à jouer et à les observer évoluer au milieu des autres. Lorsque la voiture avait tourné au dernier virage avant la crèche, bébé avait pleuré. Lorsque les parents avaient quitté la crèche, penauds, comme des coupables, bébé avait encore pleuré, cette fois plus fort et plus longtemps. Ils étaient restés un moment derrière la porte, bouleversés, et étaient partis quand les pleurs avaient cessé.

Les débuts de la vie sont une longue succession de ces petits drames où l'enfant appelle, sourit quand on l'approche et crie lorsqu'on s'éloigne de lui. Petit à petit il va apprendre à jouer avec ce mouvement de marée, en jetant mille fois son jouet, en riant aux éclats quand on le lui ramasse, en se cachant derrière un mouchoir et en riant dès qu'on fait semblant de le trouver.

« UNE MINUTE DE BON SENS » DU DR. GRANULE...

Là où le dr. Granule décrit le remède *pulsatilla*...

C'est la symbolisation qui va permettre à l'enfant de surmonter ce drame[109]. L'enfant, en jetant un objet qu'on lui tend (ce qui le réjouit si fort), émet des sons et mime, par ce processus gestuel et phonique, le départ et le retour maternel. Sans cette scène renouvelée d'innombrables fois, l'enfant ne peut sublimer cette disparition de la mère. C'est aussi le stade de l'illusion de la toute-puissance. L'enfant peut ainsi sublimer par le symbolisme le drame qu'il vit, sinon il restera bloqué toute sa vie dans une problématique *pulsatilla*, dans un état de dépendance et de recherche éternelle de l'image de la mère et de son enfant, sensible à l'idée de séparation et d'abandon, sans cesse bouleversé et comme un « ciel d'avril ». Ceci nous permet aussi de comprendre que l'apparente faiblesse de *pulsatilla* peut aussi cacher une redoutable toute-puissance car rien n'est plus désarmant qu'un être abandonné qui souffre comme ce remède ; c'est une arme dont un sujet peut user et abuser.

Il existe une humble fleur répondant au nom joli d'anémone pulsatile dont l'emploi est considérable pour soigner les maux durant la conception, l'accouchement, l'allaitement et les maladies du nourrisson. Penchée sur sa tige et suspendue comme une petite cloche, la fleur de *pulsatilla* se balance au vent ; de là son nom, dérivé du latin *pulsare*, agiter, mettre en branle[110]. Sa couleur est rose foncé et s'assombrit jusqu'au violet. L'anémone symbolise l'éphémère[111]. L'anémone est une fleur que l'on trouve au bord des chemins ou dans quelque clairière, elle est souvent seule, l'air un peu penché. Sa couleur vive attire le regard. Sa beauté est simple. Elle appartient à la famille des renonculacées[112].

On trouve l'étude de *pulsatilla* chez Hahnemann : il s'agit de *Pulsatilla pratensis* (différente mais proche de *pulsatilla nigricans* actuellement délivrée en pharmacie car la souche d'origine est en voie de disparition et protégée).

Les caractéristiques générales de *pulsatilla* sont la variabilité, le caractère pulsatile, le thème de la maternité et l'idée de séparation, d'abandon. Si l'on veut résumer le vécu de *pulsatilla* on peut dire que, avec ce remède, nous sommes au stade de la symbiose où l'enfant découvre que cette symbiose est éphémère[113].

Le thème central de *pulsatilla* semble l'impermanence de l'amour maternel. *Pulsatilla* a peur de perdre l'amour maternel. Pour résister à cette inquiétude, *pulsatilla* fera tout pour retenir cet amour, se fera timide et douce, aspirera à l'amour maternel, à la maternité, voudra la stabilité affective et pourra même se faire nonne, ce qui pourra régler le problème en restant dans une symbiose sans prendre le risque du sexe opposé. Décompensée, elle se sent seule et abandonnée, pleure, ressent de la jalousie et vit une vie physique et émotionnelle instable et changeante.

Là où il est dit que *pulsatilla* craint de se séparer...

Le thème de la **séparation** est au cœur du remède *pulsatilla*. Tout paraît si vide qu'elle a l'impression d'être seule dans la maison et dans le monde. La sensation de solitude et d'abandon est très forte : *pulsatilla* fait des rêves de choses effrayantes, par exemple d'avoir été frappée et d'avoir été malchanceuse (c'est classiquement plus souvent une femme) ; *pulsatilla* sanglote et pleure pendant le sommeil. *Pulsatilla* pleure beaucoup, son caractère est doux, timide, aimable. *Pulsatilla* recherche la consolation qui l'améliore. Elle éclate en sanglots, peut à peine raconter ses symptômes à cause des pleurs ; elle se complait à se faire écouter et dire des paroles aimables, rassurantes.

--------------------- **EN PRATIQUE...** ---------------------

→ une fillette de onze ans vient pour des maux de ventre avec vomissements le matin en arrivant à l'école et des diarrhées le soir. elle a déménagé récemment à Montpellier en venant des alpes. c'est une enfant douce, consciencieuse, travaillant bien, qui manque un peu de tonus. le couple parental est en crise (la maman en a parlé mais tout cela dans une atmosphère très enveloppante). « Je regrette ma maison et ma nounou ». Il faut dire qu'elle était très chouchoutée par la nounou. le matin elle pleure derrière son pupitre. *Pulsatilla.*

→ une jeune femme qui vient pour un mal à la gorge, comme si ça serrait. Sensation de gorge enflée, brûlure de la gorge en toussant. « La veille j'ai fait une séance de thérapie ; ensuite j'ai eu l'impression de faire toute seule un *rebirth.* J'ai rêvé cette nuit que je sauvais un bébé de la noyade ; je le prenais dans mes bras en le sortant de l'eau, alors que personne autour n'y faisait attention ». Devant le caractère assez nerveux de cette toux, je donne *ignatia.* elle revient deux jours après pour une toux sèche qui s'est aggravée ; cette toux survient jour et nuit, elle est aggravée à l'expiration, en position allongée. « J'ai perdu l'odorat. la nuit je ne trouve pas ma place pour dormir ».Crachats jaunes. elle a plutôt soif; fièvre à 38°. « en ce moment, je suis facilement attendrie ; j'ai envie d'arriver au stade adulte, d'arrêter le stade bébé ! ». « J'ai l'impression de sentir partout la fumée de tabac ». le rêve exprime assez clairement la problématique de *pulsatilla* et son angoisse devant l'impermanence de l'amour maternel, la peur de l'abandon. Seule la totalité des symptômes (avec le symptôme rare et particulier d'illusion, de rêve d'odeur de tabac) pouvait donner un accès fiable à *pulsatilla.* Devant le tableau d'un bébé que personne ne regarde, et devant l'impression de sentir la fumée de tabac (symptôme *pulsatilla*), elle prend une doce de *pulsatilla.*

→ une femme de quarante cinq ans a été opérée l'année précédente de la vésicule biliaire et elle a présenté des vertiges. Ensuite « J'ai pleuré car j'avais peur d'abandonner ma fille, d'abandonner les autres ; ma mère a été fille mère ; je suis sa confidente ; elle a fait une dépression il y a sept ans ; ça m'a marquée ! Maman esta très maternelle. quand j'ai été opérée, j'avais peur de laisser ma fille et mon mari ; ils sont comme des bébés ! ». *Pulsatilla.*

BIEN, MAIS ENCORE DR. GRANULE ?

Du fait de sa hantise de l'abandon, *pulsatilla* a l'impression d'être négligée, a terriblement peur d'être quittée, jusqu'à ressentir de la jalousie. *Pulsatilla* peut devenir irritable, soupçonneuse, insatisfaite méfiante, envieuse, avide, misanthrope, égocentrique. C'est le stade du « ne me quitte pas », du « vous qui passez sans me voir » et du « on ne s'occupe pas de moi » ! Cette propension à l'affection débordante correspond en fait au désir d'être remarquée, comme l'humble fleurette sur son talus, qui penche la tête en rosissant. Puis *pulsatilla* fait silence ; disposée au chagrin silencieux avec soumission. A un stade plus décompensé, *pulsatilla* va être immergée dans une morosité de plus en plus lourde, un état dépressif, une énorme lassitude de la vie, pensant à la mort, à la noyade.

Là où il est dit que *pulsatilla* est timidez et palpitante...

Pulsatilla recherche la sympathie de ceux qui l'entourent. *Pulsatilla* est **timide** et chez elle tout est **pulsatile**. Elle est palpitante. Elle ressent une angoisse dans la région du cœur, a des palpitations (surtout lorsqu'elle s'allonge sur

116

le côté gauche), elle rougit facilement. La peau de *pulsatilla* a une teinte violacée, comme dans *lachesis*... Pulsatilla est en effet par-dessus tout une congestive veineuse[114]. Ses douleurs sont battantes, pulsantes. Elle a un mal de tête pulsatile, battant qui commence au vertex. Elle désespère du salut de son âme ; tendance à l'indécision. C'est une personne affectueuse, les enfants donnent facilement des baisers et des caresses et les reçoivent volontiers. C'est une personne au caractère doux et aimable. *Pulsatilla* est silencieuse et soumise, a un penchant marqué pour le chagrin ; elle est facilement triste et découragée, pleurant pour un rien et à propos de tout. Elle recherche alors la consolation et elle s'y plaît[115]. Mais ce caractère doux et timide, palpitant peut devenir congestif, avec une tendance compensatoire vers une crispation de l'être. *Pulsatilla* présente alors une chaleur congestive du corps, comme une fièvre, comme des bouffées vasomotrices, des impressions de chaleur qui l'obligent à se découvrir et à rechercher la fraîcheur. Le sujet va se hâter physiquement et mentalement et se bloquer dans un processus d'hyperidéation et même d'idées fixes qui peuvent l'empêcher de dormir. Puis, le processus cesse, faute d'énergie suffisante et *pulsatilla* ralentit son rythme vital, sa digestion devient lente, au point de ne pas supporter la nourriture grasse (lait, beurre, viande de porc, pâtisserie..). Elle se plaint d'une sensation de pesanteur à l'estomac, comme une pierre, de flatulences, de ne pas avoir soif (même pendant la fièvre). La sécheresse s'installe, avec une bouche sèche sans soif avec une langue chargée. Le stade ultime de ce ralentissement général sera celui de la paralysie.

Là où il est dit que *pulsatilla* est maternelle...

Mais ce qui est encore plus marquant chez *pulsatilla* semble le thème de la **maternité** et du lien maternel. Dans la grossesse et au cours de l'accouchement de nombreux symptômes indiquent *pulsatilla*[116]. Souvent la conception n'est pas évidente. Du fait de son lien symbiotique non coupé, *pulsatilla* s'imagine que la compagine du sexe opposé est chose dangereuse à cultiver, et qu'il est dangereux de faire certaines choses dont il est établi de par le monde qu'elles sont bonnes pour la race humaine... L'aversion pour le mariage est un symptôme important. Un homme se met dans la tête que c'est chose mauvaise d'avoir des rapports sexuels avec sa femme, et il s'en abstient[117]. Une femme peut être tellement dans sa problématique de symbiose avec sa mère que la présence d'un homme ne peut être qu'une menace. La libido est variable, augmentée ou diminuée par peur des hommes et des femmes. Elle a peur des hommes ; elle imagine qu'un homme nu est emmitouflé dans ses couvertures et enroulé sous son lit, alors qu'elle avait seulement un drap pour se couvrir[118]. Le désir sexuel est supprimé. *Pulsatilla* peut alors se tourner vers une symbiose de type religieux. Elle voit le diable, désespère de son salut.

---------------------- **EN PRATIQUE...** ----------------------

→ une femme de quarante ans. elle était mariée, son mari est décédé deux ans auparavant (il était homosexuel) ; elle est pieuse elle présente des kératites à répétition. elle se donne une image forte, elle est sensible, très sympathique, mais assez peu féminine. elle a peur des hommes. *Pulsatilla* supprime les kératites.

BIEN, MAIS ENCORE dr. GRANULE ?

L'homme *pulsatilla* a des palpitations violentes en présence des femmes, abhorre et déteste le sexe féminin et doit éviter les femmes pour ne pas leur faire mal ; il les considère comme des possédées du démon et a peur, considère leur présence comme un danger pour son âme[119]... On est parfois en présence d'une augmentation de l'appétit sexuel (chez les deux sexes). Chez la femme, c'est un médicament central pour les troubles des règles, les difficultés ovulatoires et la conception. C'est la « fleur aux dames ». La première altération sérieuse de santé remonte à la puberté, elle n'a jamais été bien depuis. C'est un remède d'aménorrhée : les règles peuvent être supprimées en ayant eu les pieds humides ; elles peuvent être en retard, peu abondantes, visqueuses, douloureuses, irrégulières, avec un écoulement intermittent, des frissons vespéraux, un écoulement plus abondant le jour. Souvent les premières règles sont tardives. Les règles peuvent être en retard, faibles ou supprimées. *Pulsatilla* est très présente dans la maternité, au moment des contractions etc. Quant à l'allaitement, c'est aussi le domaine de *pulsatilla*. Il sera accompagné évidemment de larmes faciles. *Pulsatilla* est même un médicament possible de galactorrhée, en dehors de la grossesse. A noter que *pulsatilla* agit aussi sur la vessie, avec des douleurs spasmodiques après avoir uriné, des brûlures au méat urinaire pendant et après la miction, des émissions involontaires d'urine en toussant.

→ un homme de 60 ans vient pour une infection urinaire nosocomiale avec épididymite droite. c'est un
homme agréable, mince, qui était très lié à sa mère.
Il est pieux. l'analyse urinaire montre un pyocyanique
à une concentration significative (vérifié deux fois).
Pulsatilla le débarrasse très rapidement de son hôte
dangereux.

Mais que diable cet homme là vient-il faire dans
cette galère ? Il prouve tout simplement que *pulsatilla*
n'est pas seulement un remède d'enfant ou de femme.
Il montre que les hommes peuvent aussi en avoir
besoin, surtout lorsqu'ils ont eu une relation complexe
avec leur mère (ce qui est le cas chez cet homme).

━━━

| OUI MAIS QUE DIRE DE PLUS dr. GRANULE ? |

Là où il est dit que pulsatilla est changeante ...

Chez *pulsatilla* tout est **variable** et **changeant**. C'est
une fleur printanière, un ciel d'avril. Les enfants désirent
tantôt ceci, tantôt cela. Ils sont maussades, versatiles,
pâles et frileux. Ils sont capricieux, parfois irritables.
Tantôt *pulsatilla* est de mauvaise humeur, tantôt elle
pleure, tantôt elle est douce et aimable. Elle passe sans
raison de la gaieté aux larmes. Les symptômes
physiques offrent de leur côté la même variabilité :
névralgies aux sièges variables, douleurs erratiques se
déplaçant rapidement d'un point à un autre... jamais
deux selles semblables. Il peut y avoir constipation,

mais aussi diarrhée avec selles très variables. Les inflammations migrent de façon métastatique : oreillons avec métastases aux testicules (orchite ourlienne). Les écoulements sont changeants également : écoulements épais, profus, jaune verdâtre, non irritants, doux, blanchâtres, jaunes ou verdâtres. L'otorrhée est épaisse, jaune, malodorante, non irritante, parfois sangui-nolente, la leucorrhée est épaisse, laiteuse, jaune-verdâtre, généralement non irritante (parfois irritante). *Pulsatilla* oscille entre l'intolérance à la chaleur qui la caractérise et une frilosité, aggravée plus dans une pièce surchauffée qu'en plein air (*pulsatilla* est améliorée en plein air, par l'air frais).

---------------------**EN PRATIQUE...**---------------------

→ un cas d'angine. un jeune homme au service militaire ; sous le bivouac il a eu les pieds humides. Il présente un mal de gorge amélioré à l'air frais (il inhale de l'air frais). c'est un garçon sensible, visiblement assez seul, loin de sa famille. Il a des maux de tête améliorés à l'air frais. le visage est rouge. *Pulsatilla.*

→ une femme de quarante ans. elle présente depuis deux ans des douleurs erratiques des membres améliorées au mouvement. elle pleure facilement quand elle a mal. Sensation d'être abandonnée par son mari. elle supporte mal les œufs. *Pulsatilla.*

----

qu'ajouter sur le caractère changeant de *pulsatilla* ?

Au niveau du caractère tout change aussi : souhaite tantôt telle occupation, tantôt telle autre, mais une fois obtenue, n'en aura rien à faire. Son irrésolution est extrême. Ses rêves sont décousus. *Pulsatilla* est agitée et versatile, facilement émue aux larmes ou au rire ; bien à un moment, mal à un autre[120]. *Pulsatilla* est un remède où tout change, mais c'est aussi un remède de changement, celui du passage de la symbiose fixée à la constatation de son caractère éphémère. C'est la constatation que tout vient et tout s'en va, que le sein de maman est là et qu'il s'en va, qu'il faut partir, qu'il va falloir quitter maman et papa et les frères et sœurs, et la famille, ce qui fait bien pleurer !

Il est intéressant de noter que *pulsatilla* est le remède principal de la rougeole. La rougeole est certes une maladie qui n'est pas dénuée de risques, mais qui a toujours bénéficié dans nos pays d'une certaine aura populaire, voire même d'une image quasi mythique où se mêlent superstition et empirisme (dont les milieux scientifiques parfois se gaussent). Il existe d'autres convictions populaires, comme le fait que les rhumatismes seraient souvent aggravés à l'humidité ou que la dentition des nourrissons leur déclencherait des affections concomitantes. Ces opinions, grossières aux yeux des tenants de la connaissance, hérissent leur poil statistique, et ils relèguent d'un geste dédaigneux l'expérience de générations au rang de fabulations de bonnes femmes. Or, si l'on sait que la rougeole (souvent pour des raisons de malnutrition qui est plus économique que scientifique) est une catastrophe dans certains pays, beaucoup affirment le caractère quasi initiatique de cette maladie de l'enfance, tant sur le plan physique, immunitaire, que sur le plan psychique. Il est vrai que nos sociétés ont aboli la plupart des étapes réputées initiatiques traditionnelles, sauf l'entrée en crèche, les séances presque magiques de prophylaxie par des vaccinations multiples et variées et la première console de jeux ou le premier scooter. S'il est vrai que *pulsatilla* est le prototype du remède résumant le passage de la symbiose à un début de détachement, si *pulsatilla* est le remède qui mime au maximum la rougeole, il est possible en effet que le fait de bloquer l'expression de cette maladie par une vaccination systématique ait des conséquences insoupçonnées sur le développement de l'enfant, qui de toute façon, doivent s'exprimer un jour ou l'autre. Le fait d'éviter les complications de la maladie est louable (c'est un fait statistique), mais nous ne pouvons pas préciser les conséquences de sa suppression (ce qui ne veut pas dire qu'elles n'existent pas).

HISTOIRES DE DENTITION

on raconte...

Les rituels autour des dents et de la dentition ont toujours existé. La jolie coutume de la petite souris, ce petit rongeur sympathique, qui met une pièce sous l'oreiller lorsque l'enfant y dépose sa dent, en témoigne.

« UNE MINUTE DE BON SENS » DU dr. GRANULE...

Là où dr. Granule parle de la dentition ...

Elle se fait en trois vagues qui correspondent chacune à une étape sur le chemin de la croissance et de l'individuation.

Les dents de lait : elles vont signer la fin de l'allaitement et une étape de plus dans le processus de séparation entamé avec la naissance. La période dentaire chez le petit enfant est spectaculaire et parfois difficile. La plupart des dents de lait sortent vers cinq, six mois et la « denture déciduale » est complète vers deux, trois ans. Il est évident que l'enfant connaît alors une véritable révolution dans la bouche et aussi dans sa vie. Il va être capable de mordre véritablement, de se défendre, de déchirer les aliments, les mastiquer. Il est perceptible que le nourrisson sort à ce moment là du stade purement mammaire pour entrer dans une nouvelle ère. Inconsciemment il va rejoindre l'évolution humaine et ses souvenirs enfouis de cueillette et chasse où il faut se défendre, « montrer les dents », se défendre contre l'envahisseur, l'intrus, le nuisible, et se nourrir avec des armes nouvelles tranchantes, déchirantes et broyantes. Cette éruption dentaire du nourrisson est un moment important et parfois douloureux pour l'enfant. Elle est souvent liée à de nombreuses pathologies, hypersalivation, mâchonnement, inflammation locale, douleurs avec irritabilité, troubles du sommeil, rhume, toux, fièvre, diarrhée, rougeur des joues et des fesses etc... Bien sûr il ne faut pas exagérer le rôle de la dentition dans l'apparition de toutes ces petites maladies (on connaît aussi l'incidence de la crèche, des viroses de collectivité, des vaccinations, des séparations), mais il ne faut pas non plus, sous prétexte de science qui se voudrait exacte minimiser les faits, facilement observables et observés depuis des générations[121]. En tout cas, cette période est une étape importante dans le développement du tout petit et du lien mère-enfant.

Les dents définitives commencent leur apparition autour de six ans. Cela correspond à la fin de l'école maternelle. L'enfant rentre à l'école primaire. Ce passage peut aussi donner lieu à des incidents divers. Le premier est la persistance des dents lactéales signant souvent une difficulté à grandir. Nous aurons aussi tous les problèmes d'encombrement et de positionnement. Ici commenceront à intervenir le dentiste et l'orthodontiste, ainsi que des remèdes comme *natrum muriaticum*, *sulfur*, *sepia* et toujours *calcarea*, *silicea* etc...

L'apparition de la dent de sagesse, quant à elle, se fait vers dix huit ans, l'âge de la majorité.

Il est frappant de constater que le chemin vers la maturation et l'autonomie s'accompagne de cette structuration de la dentition. Il sera intéressant d'observer aussi les rapports des dents entre elles et le développement des maxillaires. Tous les incidents qui accompagnent la maturation dentaire ne sont pas seulement mécaniques mais soulignent souvent des difficultés dans ces étapes de croissance. Chaque fois qu'il y aura un cap à passer, une page à tourner, une séparation nécessaire, nous pourrons retourner à cette problématique de la symbiose.

Là où il est dit quels sont les principaux remèdes de la dentition et à quels symptômes ils correspondent ...

La plupart des mamans qui s'intéressent un minimum à l'homéopathie connaissent *chamomilla* pour la dentition de leur enfant. D'ailleurs la plupart des pharmacies conseillent ce remède aux mères (et aux pères) désemparées. Ce conseil est louable mais il peut être inexact.

• *Chamomilla* est souvent utile mais ce n'est pas le seul médicament à donner dans ce cas de figure. Il y a de nombreux cas où *chamomilla* ne sera d'aucune efficacité car ce n'est pas le remède, les symptômes de l'enfant n'étant pas semblables à ceux du médicament. Il faut alors choisir un remède différent qui soit conforme aux symptômes homéopathiques de l'enfant[122]. L'enfant *chamomilla* présente une joue rouge, une transpiration abondante de la tête. Il est de mauvaise humeur, pleure, crie et veut être porté. On sent en lui une sorte de colère, une intolérance marquée à la moindre frustration. Il va opposer une résistance farouche à tout ce qu'on veut lui imposer. C'est lui qui mène la danse. On sait que la vie lui apprendra petit à petit à différencier son monde pulsionnel du monde de la contrainte et de la loi. C'est la période où on commence à lui dire « non » et où la contrainte est absolument insupportable. Dès qu'il le pourra l'enfant ne manquera pas d'ailleurs de s'opposer autrement que par des cris, en affirmant un « non » péremptoire à la moindre injonction. Il y a dans les fleurs de la famille des composées (comme *arnica*) une énergie qui résiste à l'environnement : *chamomilla* résiste à la frustration. *Arnica* résiste aux coups, comme si la présence de toutes ces petites fleurs serrées les unes contre les autres dans cette famille botanique pouvait signer une énergie de résistance.

• *Belladona* n'est pas le remède le plus décrit dans les listes de médicaments de la dentition. Pourtant son rôle paraît absolument fondamental dans cette rubrique. Il est le remède complémentaire[123] de *calcarea carbonica*. *Belladona*, nous l'avons vu plus haut, est hanté par la dévoration, par la morsure et les aboiements, par le chien. Certes tout cela semble lié au fait que l'enfant aime sa mère au point de vouloir la dévorer et que c'est peut-être là sa manière de séduction (la « belle dame »). C'est aussi le fait que cet enfant désire non plus rester accroché à sa mère comme l'huître à son rocher, mais qu'il essaie comme il le peut de résister aux assauts envahissants et dévorants d'un amour maternel qui pourrait l'étouffer. Cette résistance à la mère abusive est évidemment théoriquement soutenue par la fonction paternelle dont le rôle est de trancher le cordon ombilical encore vibrant dans l'espace mère-enfant. Cette fonction paternelle est vécue dans une certaine ambiguïté car souhaitée mais aussi parfois redoutée, surtout si le père est par trop menaçant (de toute façon il est un terrible concurrent dans la quête enfantine de la mère). Pour accéder à la vie, à l'individuation, le sujet doit se battre contre ce retour à la mère. Dans ce combat *belladona* aura les gencives, le visage rouge, une fièvre brûlante avec des sueurs et la peau très chaude, des sursauts convulsifs et des rêves (pour l'enfant plus grand qui peut exprimer ses rêves) avec des chiens ou des animaux menaçants qui mordent. Nous avons avec *belladona* exactement le moment où l'enfant sort de sa coquille *calcarea* pour mordre la vie. Comme le jeune chiot il a envie de mordre mais il a peur aussi de se faire mordre. Alors il aboie : on connaît d'ailleurs la toux aboyante de *belladona,* un remède qui a « du chien ».

→ une petite fille de sept ans. très timide, elle pleure à la moindre émotion, d'appréhension en arrivant au cabinet la première fois, parce que le pansement dentaire a mauvais goût etc. Elle est pâle, très douce, ouvre de grands yeux et rougit beaucoup au début quand on lui parle ou lui pose des questions. Jusque là il n'y avait pas eu de problèmes mais elle présente quelques caries depuis la naissance du petit frère quand elle avait six ans. *Pulsatilla* sera très utile bien pendant la période des soins.

On trouve des cas de dentition, mais aussi des cas qui font référence à la mère et à la symbiose, des cas où la fureur d'un être qui se sent menacé émerge sous forme de douleur battante ou de fièvre violente :

→ un enfant de cinq ans vient en consultation avec une grosse angine rouge et 40° de fièvre ; il a de grfosses amygdales rouges, le visage congestionné ; en voyant mon aquarium, il demande pourquoi j'ai mis des serpents dans l'eau (illusion de voir des serpents) ; à l'examen clinique, il sursaute à la moindre secousse. *Belladona* : guérison dans la journée

→ une petite fille de sept ans et demi vient avec son papa qui dit : à partir de minuit, on chasse les démons. Elle ne dort plus et mange moins depuis quelque temps. elle est assez violente, Son père est papa-poule, la maman est obèse. Elle a fait un cauchemar trois jours auparavant : « une dame me tenait très fort et ça me chauffait la peau, comme si c'était vrai et j''avais l'impression que quelqu'un était là. Je tremblais dans ma chambre ». Elle reçoit une dose de *belladona*.

→ une jeune femme vient consulter. Elle dit qu'elle a failli ne pas venir au rendez-vous. On vient de lui extraire une dent de sagesse une heure auparavant. elle se tient la joue pour se protéger. Ça me bat dans la joue, dit-elle. Elle est sous antalgique. Je lui donne *belladona*. La douleur disparaît en dix minutes.

→ je vois un homme de trente ans, toxicomane, séropositif. Il sort de cure de désintoxication. Il est très anxieux, méfiant. Il était un enfant solitaire. Lorsqu'il eut treize ans son père eut un grave accident. Il s'ensuivit une adolescence perturbée. Pendant l'adolescence, il était délinquant : vols, puis drogue. Il a fait beaucoup de petits métiers, en particulier chauffeur, serveur. Il aurait aimé être vétérinaire ou pilote d'avion. Ses t4 sont à 200 (époque où les t4 étaient le seul critère). Je lui donne un remède x. Deux mois après, il a rechuté. Il dort mal. Il fait un cauchemar de prison où il est enfermé. Son amie a fait une fausse couche. Il pleure. prescription : remède y. un mois après, rechute. Il vient d'être hospitalisé une semaine. rêve de drogue. « J'aime m'occuper des autres ». Enfant, j'avais peur de l'orage, tous les cauchemars commençaient par un orage. « Le soir, à la tombée de la nuit, j'ai le cafard. J'aime boire glacé. Je trouve que j'ai maigri. ». Remède z. Un mois après : un rêve : « J'étais mordu par un chien ». Un rêve de l'enfance : « Il y a avait un orage. la fenêtre s'ouvrait et un géant avec un bras articulé essayait de m'attraper ». *Belladona*. Deux mois après. « Je n'ai plus de cauchemars, sauf il y a deux nuits où je rêvais de perdre mes dents. Je n'ai plus d'angoisse à la tombée de la nuit. ». J'ai bon appétit et j'ai repris du poids. *Belladona.* Un mois après : « J'ai repris la dose il y a une semaine car je rêvais d'être poursuivi ! Je vais mieux depuis quatre, cinq jours. J'ai décroché ». Un mois après : « Je me suis séparé de mon amie il y a quinze jours ; on avait tous les deux le même problème, mais elle n'arrive pas à décrocher ; c'était l'enfer ! J'ai le sommeil agité ; je rêve de drogue, de prison. Je vais chercher un travail. pas de traitement. Deux mois après : « J'ai des cauchemars de poursuite, de prison. J'ai repris ma liaison avec mon amie. ». *Belladona.* un mois après, mieux. les t4 sont à 510. « Je dors mieux, je me sens mieux. Je n'ai plus de cauchemars. pas de drogue. Les amours vont bien ». « J'étais un enfant bagarreur. ». *Belladona.* Un mois après : « J'ai trouvé un petit travail à la feria de Nîmes. Ma sœur divorce. J'adore les chiens ». *Belladona.* Un mois après : « J'ai des poussées de fièvre le soir. Je rêve de ma sœur, elle me fait des méchancetés ; elle était jalouse de moi ». « Mon amie est tombée enceinte : elle a fait une IV<u>G</u>. » « J'ai bon moral ». t4 à 555. *Belladona.* Deux mois après, il n'a plus de fièvre depuis longtemps. Un mois après. : t4 à 700. Il a pris cinq kilos. Un mois après, ça va. *Belladona.* Il repart à Paris Dans ce cas on aurait pu penser à *lycopodium,* qui rêve aussi d'être poursuivi par un géant. Or c'est *Belladona* qui sort. Le conflit avec la mère était évident dans l'histoire de cet homme.

→ femme de trente cinq ans. le sein gauche est rouge avec un gros nodule rouge, chaud, dur. elle ressent une lourdeur du sein aggravée assise. C'est la période avant ses règles. Elle a eu une grosse dispute avec sa mère. *Belladona.* (elle doit faire tout de même une mammographie).

→ une femme vient pour une toux. cinq jours auparavant elle a séjourné dans un endroit surchauffé. Depuis ce temps, elle tousse et a un peu mal à la gorge. elle tousse peu dans la journée et présente des quintes de toux sèche qui la réveillent vers une heure et demie du matin. les quintes la font presque vomir. « Cette nuit j'ai rêvé que je mordais une femme ». A noter que cette patiente présente une exophtalmie droite. *Belladona*, une dose la débarrasse rapidement et définitivement de cette toux.

→ femme de quarante cinq ans qui présente un érésipèle. Elle a la tête qui tourne au moindre mouvement (avant l'éruption), chaud à la tête. Elle présente une traînée rouge sur la joue avec rougeur et enflure du visage à droite. Elle a une fièvre à 39°. Elle a des diarrhées. *Belladona*.

| D'AUTRES REMEDES DE DENTITION, dr. GRANULE ? |

• *Mercurius solubilis*, le mercure, est insaisissable. On connaît cette caractéristique du métal. Il est mobile et s'amalgame aux autres métaux. Il est le principe volatil par excellence. C'est un principe volatil, au delà de toutes les limites, de toutes les attentes, de tous les génies. Il ne connaît pas la loi du père, c'est un révolté. C'est tout à fait l'image de l'enfant qui ressent la puissance de la dentition poindre dans sa bouche et qui ne connaît pas encore les limites de la vie sociale. *Mercurius* est le principe volatil alchimique, l'esprit, celui qui va permettre le mouvement, l'intelligence, le processus de transformation intérieure. Inscrit dans la matière, il se fixe de façon privilégiée dans la bouche, lieu de parole et d'expression, lieu de la dentition. Le sujet *mercurius* bave abondamment, transpire beaucoup la nuit et s'agite.

• *Aconit* est agité, crie, se mord le poing. Sa peau est sèche. Il craint l'indicible qui survient si soudainement et brutalement dans sa bouche. C'est une angoisse qui l'agite et lui provoque des sursauts musculaires et lui fait rougir la joue.

• *Arsenicum* ressent aussi une angoisse qui étreint même son entourage. Pour lui, la vie c'est la mort et le fait d'avoir une éruption dentaire, le fait de cet élan vital, le plonge dans un abîme morbide.

• *Antimonium tartaricum* ressemble à *ipeca* par certains aspects. Il est encombré, il tousse gras, sa respiration est bruyante. Il demande à être porté et ne supporte pas d'être touché. Il est abattu et somnolent. Ce processus dentaire l'épuise et le rend nauséeux, à vomir lorsqu'il tousse. L'antimoine (*antimonium crudum*) si sensible à la lune, à la femme, à la mère réagit de façon digestive à cette brutale transition entre le sein et l'oralité adulte.

• *Borax* est un médicament qui présente des aphtes, qui sursaute au bruit (même aux éternuements) et qui a peur du vide (par exemple d'être descendu dans son berceau ou de descendre les escaliers dans les bras de ses parents). Il semble que *borax* soit un médicament de la symbiose[124]. Cette crainte du mouvement évoque la réminiscence d'une naissance où il a eu répugnance à descendre la filière génitale maternelle, comme s'il y avait eu peur de la séparation, de donner naissance ou de naître et de faire cesser la cohabitation gestationnelle. Quant à la peur des bruits, on peut la rapporter aux bruits agressifs du dehors que l'enfant perçoit dans le ventre maternel, ceux qui font peur et qui font sursauter, la peur de l'autre, la peur de l'inconnu et de ce qui pourrait nuire. La fonction nutritionnelle orale est empêchée par les aphtes, les seins sont douloureux quand ils sont vides, comme si la mère craignait de ne pas pouvoir nourrir son enfant. La nutrition était tellement plus facile lorsque l'enfant était *in utero*. C'est une affaire de survie.

• *Coffea*. Pour lui, le monde émotionnel et sensoriel est complètement exacerbé, dans une sorte d'emballement psychique, comme si le sujet voulait percevoir plus, penser plus, ressentir plus. En réalité il n'a fait qu'accélérer le processus de son mental, dans une illusion où il ne fait que percevoir de façon exagérée sa propre névrose. C'est un super *mercurius* du mental, pour qui l'esprit n'a aucune limite et qui explose en rires, en colère, en émotions. L'enfant est très énervé, agité, joyeux, irritable, insomniaque. Les douleurs sont améliorées par l'eau froide. Le biberon frais est le bienvenu.

• *Ipeca* peut ressembler par certains aspects à *chamomilla* et aux remèdes qui n'ont pas encore acquis la notion de limite, avec cette intolérance si manifeste à la frustration. Il rejette tout, au point de ne plus pouvoir respirer, de rejeter en vomissant, en présentant des diarrhées et des hémorragies. Il traverse un véritable refus de la vie. Il ne sait plus ce qu'il veut. C'est un frustré. C'est dans les modalités symptomatiques que l'on fait la différence entre *ipeca* et d'autres remèdes comme *chamomilla, rheum* ou *staphysagria*. Il présente de la diarrhée lors de poussée dentaire, il est pâle, a des nausées et est très irritable, rejetant ce qu'il ne cessait de réclamer quand on lui propose. Mais un signe est décisif pour le choix d'*ipeca*, c'est celui de la langue propre, alors qu'on attendrait une langue saburrale :

135

une langue de nourrisson !

• *Kreosotum* : la créosote conserve les viandes. Il existe incontestablement dans ce remède un thème de l'incorruptibilité. Toutefois, au delà de cette constatation, il semble que *Kreosotum* ait une difficulté majeure à passer les stades de l'enfance et de sa pureté originale dont il a la nostalgie. Le stade de la libido indifférenciée avec la nostalgie des caresses et du pouce, le stade oral où le sujet refuse d'être arraché du sein pour une autonomie masticatoire, le stade anal avec ses problèmes de transit et le stade génital sont autant d'étapes d'autonomisation difficile. C'est un authentique médicament de la symbiose. *Kreosotum* a les fesses rouges, de la diarrhée. Il veut être porté et bercé. Toute sa vie *kreosotum* risque d'avoir une sexualité difficile, elle est vécue un peu comme chez *sepia*, comme un viol, avec une nostalgie de la « pureté ».

• Quant à *phytolacca*, il a la problématique du passage à l'autonomie : problématique de l'allaitement, de la dentition et de la marche. Lors d'une poussée dentaire, l'enfant serre les gencives et les dents. Il pleure et est agité

• *Podophyllum* présente une diarrhée lors de poussées dentaires. Il serre les gencives et grince des dents.

• *Rheum* a la diarrhée et présente une odeur acide du corps. Il est irritable et ne joue plus.

-------------------------- **EN PRATIQUE...** --------------------------

→ un enfant d'un an a de l'eczéma. cet eczéma a commencé sur le visage, derrière les genoux et s'est étendu aux mollets et aux coudes. Il se gratte beaucoup derrière les oreilles. Il a des selles dures comme celles d'un lapin. Il est très sensible et bruit et s'agrippe aux parents comme un koala. *Borax*.

→ une enfant de trois ans a des problèmes d'endormissement. elle dort avec sa sœur qui a six ans. elle est très craintive, a peur des bruits souvent ; elle hurlait quand son papa éternuait. Sa maman a dû accoucher aux forceps car elle était coincée. *Borax* améliore son sommeil.

→ une enfant de quatre ans. elle a été suivie dans la petite enfance pour des troubles respiratoires et a présenté une souffrance fœtale à la naissance (accouchement en catastrophe, césarienne en urgence, détresse respiratoire, ventilation etc. ; poids de naissance : deux kilos. a quatre ans, elle présente à l'école des vertiges « à hurler », en dansant puis persistant au repos. un scanner fait en urgence est rassurant. loquacité extrême. Symptômes retenus : désire être portée, aggravation par la danse, loquacité et naissance très difficile. *Borax* : rétablissement très rapide. Six mois plus tard, une angine rouge avec 39°5 à deux heures du matin guérit très vite avec *borax*.

→ Quand cette enfant entre dans mon cabinet ce jour là, elle me fait l'effet d'un petit singe accroché à la fourrure de sa mère. Sa maman m'avait téléphoné quelques jours auparavant pour me parler de ses inquiétudes au sujet de Juliette. « Je la sens en insécurité ». « Elle ne me lâche pas ». « Ça s'est aggravé depuis qu'elle marche ». Par téléphone, j'avais donné une dose de *calcarea carbonica* qui n'avait amené aucune amélioration. le jour de la consultation, je recueille d'autres éléments. chaque matin, la déposer à la crèche est un calvaire. Il faut l'arracher à sa mère. Dès qu'une personne inconnue s'approche d'elle, elle hurle, s'agrippe à sa mère. elle n'est bien que littéralement collée, le nez dans le cou, ses petites mains agrippant les cheveux ou les vêtements. les nuits sont très difficiles. Juliette se réveille plusieurs fois, semble effrayée et s'accroche de toutes ses forces quand on essaye de la recoucher. Nous sommes souvent confrontés à ce genre de comportements chez l'enfant, mais là j'étais vraiment impressionnée par la violence de l'angoisse qui se dégageait de Juliette. *Borax.*

→ une patiente vient consulter car elle souffre depuis sept ans d'un herpès génital récidivant. tout a commencé suite au diagnostic d'une tumeur cérébrale chez sa mère. elle a eu alors une poussée d'herpès pendant 3 semaines. Depuis, elle enchaîne les crises, prend un traitement par *Zelitrex* en continu, mais rien ne règle le problème. elle y pense tout le temps. c'est devenu une obsession. « Je voudrais tellement ne plus l'avoir ». Dans ses antécédents, on note des cervicalgies quand elle a quitté ses parents pour vivre avec son mari. l'éruption s'est localisée au départ au niveau génital puis des fesses, près de l'anus. « Ça brûle, c'est chaud ». Je commence par la traiter par *echinacea* en gélules. au bout de deux mois, je lui demande d'arrêter le *Zelitrex*. Sur les symptômes décrits, je prescris *natrum muriaticum* puis *arsenicum album* sans résultats. elle souffre également de métrorragies et de douleurs des seins avant ses règles. quand je lui demande de me parler de ce qu'elle a ressenti à la mort de sa mère elle dit : «Je me sens fragilisée depuis son décès, mais je ne peux pas dire qu'elle me manque ». « C'est comme si je n'arrivais pas à survivre à ma mère ». A ce moment, je comprends mieux que son herpès vient parler de sa sensation d'être incapable de vivre un détachement tant sa dépendance à l'autre est forte. Je prescris *Borax.*[125]

→ Je vois une jeune femme de trente deux ans, mère d'un enfant de deux ans. elle est tendue et énervée. elle aimerait un autre enfant, mais n'y arrive pas. elle a souvent des angines et des aphtes, un sommeil catastrophique. elle se réveille dès que son fils pousse un cri. « J'ai été élevée à coups de baffes par ma mère. J'avais peur de l'orage. Mon enfance a été terrible : mon frère avait tous les droits, moi rien. Je n'avais pas de place dans ma famille. J'ai eu une très grande instabilité au niveau du travail, des appartements ; j'étais bien dans les meubles des autres, si les autres partaient en voyage, j'étais bien chez eux mais pas chez moi ; j'étais bien dans les vêtements des autres, mieux que dans les miens ! ».

« J'ai toujours peur qu'il arrive quelque chose. Ma sœur aînée est morte d'une encéphalite. Moi je n'étais pas désirée, on ne voulait surtout pas une fille. J'ai été acceptée par obligation ». « J'ai le vertige. J'avais peur des bruits. J'ai peur du regard des autres ». « J'ai énormément souffert pour l'allaitement de mon premier enfant au début ; j'avais les seins comme une tête d'enfant et ils étaient si gros qu'on ne voyait plus les bouts de sein ! ». *Borax* résout beaucoup de problèmes. elle avait peur des bruits, n'avait pas de place chez elle, elle n'était pas acceptée, la famille n'était pas accueillante et l'allaitement était douloureux.

→ une petite fille de trois ans et demi. Sa mère vient pour des soins et veut un conseil pour elle. Il est difficile d'avoir une conversation suivie, elle réclame beaucoup d'attention. elle veut le sein puis n'en veut plus dès que sa mère a obtempéré. Sa mère me dit que la dentition a été difficile avec des fesses très irritées et très rouges et de la diarrhée. Maintenant qu'elles sont là elles sont presque toutes cariées et noires. *Kreosotum* va calmer la demoiselle et ralentir le processus.

→ une petite fille de cinq ans. toujours allaitée à la demande ! cystites à répétition et énurésie. elle dort entre papa et maman. Nombreuses caries sur les dents de lait. elle n'a jamais pris d'antibiotique, ni eu aucun vaccin. l'arrêt de l'allaitement est demandé pour soigner ses dents. *Kreosotum* répété un mois plus tard permettra de régler l'énurésie.

→ un enfant deux ans tousse et fait des bronchites. pendant la dentition il a eu les fesses rouges, très irritées avec des diarrhées. Il fait le bercer. Il salive beaucoup. très attachée à maman. *Kreosotum.*

...dr. GRANULE

à propos d'autres remèdes de la dentition ?

• Bien entendu nous retrouvons *calcarea carbonica* qui est un remède de dentition difficile chez des nourrissons calmes qui transpirent de la tête, répondant aux symptômes décrits dans les pages qui précèdent.

• *Calcarea phosphorica* est un médicament très important de la dentition puisqu'il est marqué par le passage d'un monde clos à l'ailleurs. C'est le remède des hypersensibles, irritables et affectueux qui mutent.

• *Ferrum phosphoricum* est aussi un émotif, sensible

qui se bat dans son processus de croissance. Il a le pourpre aux joues, il saigne facilement, comme s'il était emporté par une fièvre martiale où alternent la pâleur et les rougeurs.

• *Magnesia carbonica* souffre de la séparation d'avec la famille structurante, il a perdu le chemin de la maison. C'est le médicament de l'enfant abandonné, de l'enfant adopté. Il a du mal à sortir de l'enfance. La dentition est difficile. Il se sent seul et mal aimé[126]. Il a l'impression de ne pas être aimé par ses parents, ses amis. Il rêve de se perdre dans la forêt, dans sa maison[127]. L'enfant *magnesia carbonica* est un carnivore qui raffole de fruits acides. *Magnesia muriatica* a perdu la mère, l'amnios et se défend pour résister, *natrum muriaticum* a la nostalgie de cette amnios, *pulsatilla* pleure de voir s'éloigner la mère, *magnesia carbonica* a perdu chemin de sa maison.

• *Silicea* est également un remède utile lors de la dentition. C'est un enfant têtu, craintif et réservé qui transpire de la tête et des pieds

• Pour *spongia* le passage à la naissance de la symbiose maternelle à l'air libre se fait dans un cri face à l'autonomie débutante. La dentition peut aussi couper le souffle, l'enfant suffoque et tousse de façon laryngée et aiguë, comme le *bruit d'une scie dans une planche de pin* .

• *Staphysagria* un sens aigu de l'honneur, de la dignité. La dentition est sans doute vécue comme une contrariété violente, contre laquelle on reste muet et impuissant. L'enfant peut exploser de colère et devenir odieux.

-------------------- **EN PRATIQUE...** --------------------

➜ une petite fille de onze ans. elle ne va pas à l'école, ses parents lui font la classe à la maison (ils sont contre « l'éducastration » nationale !!!). Elle est un peu ronde, assez effacée, elle transpire pas mal de la tête et a un retard certain d'éruption dentaire. *Calcarea carbonica* en différentes dilutions aidera à l'éruption. elle va même demander et obtenir à force d'insistance d'être inscrite dans un collège ! elle s'est bien adaptée au collège et réussit à échapper un peu à l'emprise de ses parents).

→ un garçon de douze ans. très agité, il dort mal et a les yeux cernés. Impatient et pressé. Il a besoin de se sentir dans son cocon d'après sa mère. Il crie à table : « vous ne m'écoutez jamais ». Depuis quelques temps, il est très pudique. Ne veut plus jouer du piano devant eux. au printemps, un vermifuge a permis qu'il aille au lit beaucoup plus tranquillement. Problèmes de dentition et de positionnement. *Calcarea carbonica* aidera tout au long du suivi.

→ une femme de cinquante six ans. elle est inquiète, elle a peur du vide, se parle à elle-même, irritable et impatiente, déclare avoir besoin de garde fou. elle a eu de nombreuses caries précoces et consulte pour un abcès sur une prémolaire. *Calcarea carbonica* accompagné d'une désinfection locale réglera le problème.

→ un homme de quarante cinq ans. Il sursaute facilement. Il consulte pour une hyperesthésie des collets, ce n'est pas excessivement douloureux mais très irritant. Il a le nez bouché et doit respirer par le nez ce qui augmente encore son agacement. Il me prévient qu'il supporte très mal les soins dentaires. *Magnesia carbonica* améliorera la sensibilité et le rendra plus réceptif aux soins.

→ une femme de quarante huit ans, maigre, sous

antidépresseurs depuis des années, fait une poussée d'aphtes ; elle est triste ; son fils quitte la maison pour poursuivre ses études. *Natrum muriaticum* apaise la crise d'aphtes

➜ une petite fille suivie depuis l'âge de dix ans pour un traitement avec des activateurs de Soulet-Besombes. elle ne participe pas assez en classe par timidité, elle a peur que les autres se moquent d'elle. Elle a du mal à grandir et à arrêter la succion du pouce. « Je mets la main sous l'oreiller pour penser à ne pas le sucer ». les dents de lait persistent plus que la normale et il faut extraire les canines de lait. les dents définitives tardent : *Silicea* permet l'évolution en moins d'un mois.

➜ un garçon de treize ans, cadet de trois (les deux ainés ont quitté la maison). au cabinet, il est plutôt souriant mais peu loquace et communicatif. Il semble un peu distant, ailleurs, (on aurait presque envie de le secouer un peu !). tête ronde et pale. Ses parents se plaignent (et s'inquiètent) du temps qu'il passe sur l'ordinateur et les jeux vidéos ; ils disent aussi qu'il est très têtu. l'éruption des dents définitives est lente et douloureuse. Il a assez facilement des aphtes. *Silicea* répété trois ou quatre fois en deux ans espacera les périodes d'aphtes, facilitera l'éruption et le travail avec les activateurs pour stimuler la croissance.

➜ une femme de vingt trois ans présente un gros abcès sur la dent de sagesse. très sensible à l'eau froide. elle est frileuse. elle est angoissée et très attachée à sa mère. *Silicea* permettra le soin de la dent en évitant la prise d'antibiotiques.

➜ une femme de quarante deux ans. elle est

fatiguée, stressée, souffre de migraines et d'infection gingivale avec début de mobilité de certaines dents. Frilosité augmentée, elle dort mal car elle a des impatiences. *Silicea* améliore nettement la sensibilité et permet de travailler localement.

→ une petite fille de quatre ans et demi est accompagnée par sa mère grande, sèche, pétrie de bonne conscience. elle sait avec certitude ce qu'il ne faut à ses enfants ni sucre, ni lait, ni laitages et il vaut mieux ne pas la contredire. on essaie sans succès, de lui suggérer un peu de souplesse. cette petite est déjà pleine de caries. certaines dents sont un peu noires. au vu du contexte, elle reçoit *staphysagria* et ses dents sont soignées. le processus carieux est nettement ralenti. Dès qu'elle arrivait chez les copains, cette petite se précipitait pour demander des bonbons ! elle a fait quelques explosions rares mais mémorables contre sa mère

----

D'autres remèdes de séparation et de dentition, Dr. Granule ?

Une autre solanacée peut être utile à cette période de séparation. C'est *stramonium*. Cette fois ce n'est pas la symbiose étouffante qui est en cause, mais c'est une terreur de perdre cette symbiose, avec une peur panique du noir et de la solitude. Cette plante de sorcière, utilisée depuis des siècles dans des rituels magiques, est hantée par la présence des esprits et des êtres effrayants. Le monde y est déformé, un peu comme dans « Alice au Pays des Merveilles » où les corps deviennent petits et grands, comme si l'enfant ne cessait de vivre un cauchemar où se côtoient géants adultes et enfants nains. C'est un remède de fièvre et aussi de convulsions.

→ un enfant de cinq ans a un eczéma du visage qui s'est étendu sur tout le corps, du mal à s'endormir. Il saute partout, pleure pour un rien. Il est espiègle, jaloux, fait des grimaces, assez infantile pour son âge, tire la langue, déchire les choses. Il a un peu peur de l'eau. Depuis un mois il voit les choses petites. *Stramonium.*

La séparation, d'abord pressentie et crainte avec pulsatilla, *puis vécue au travers de toutes les circonstances que rencontre l'enfant et que nous venons de décrire, se révèle parfois extrêmement douloureuse, voire même impossible. C'est le cas d'un remède comme natrum muriaticum. Le moment est également venu de parler* d'antimonium crudum *et de* silicea, *un remède timide qui se défend dans sa vulnérabilité, témoin d'une symbiose peu rassurante.*

on raconte le sel et la mère...

mais *calcarea carbonica* avait une grande sœur. Cette sœur était très mince, on peut même dire qu'elle était maigre. C'était une enfant de sept ans, assez triste et solitaire. On la plaignait un peu, se demandant ce qui avait bien pu se passer pour qu'elle fût ainsi. Elle ne pleurait pas beaucoup dans la journée, mais parfois on trouvait son oreiller mouillé de larmes. Elle avait peu de camarades. Elle mangeait volontiers et avait une particularité, elle raffolait du sel. Sa mère était obligée de cacher la salière car elle était capable de chaparder le sel en cachette. Du fait de sa manie, tout le monde l'appelait, la salière, et parfois *natrum muriaticum*, du nom latin du sel de cuisine…

147

Là où le dr. Granule nous parle du remède *natrum muriaticum*...

La coquille d'huître est née de la mer, Vénus est née de la coquille et la mer contient l'eau et le sel, comme un amnios immense, immensément génésique. Le sel est indispensable à la vie, c'est lui qui vivifie. N'est-il pas dit : « Vous êtes le sel de la vie[128] » ? Le sel est alimentaire, fondamental dans notre physiologie, il a aussi une place non négligeable dans l'industrie. Son importance historique fut de tout premier plan, à tel point que l'on peut comparer son rôle par le passé à celui du pétrole actuellement. Il fut l'objet de spéculations, avec une fonction économique marquée. Le salaire (*salarium*) nous rappelle cet état de fait. Nous pourrions citer une foule de références évoquant l'importance du sel, tant sur le plan des échanges (caravanes et commerces innombrables), que sur le plan des gisements, des salines, des mines de sel, ceci sur tous les continents.. Il peut servir à la conservation des aliments, par salaison, de même que le natron qui est un carbonate de sodium a pu servir à la momification. Dans le sel il y a l'idée de goût, de vie, de cristallisation, de dessèchement et de prolongation d'un temps de vie disparu. Le chlorure de sodium (ACL ou *natrum muriaticum*) est le sel de cuisine. On le trouve dans la nature, dans l'eau de mer ou bien cristallisé sous forme de sel gemme. Le sel nous est extrêmement familier, nous le consommons de façon quotidienne dans l'alimentation. Nous l'observons depuis notre enfance, ses cristaux cubiques, transparents, plus ou moins grisâtres et nous connaissons son goût si particulier, si pénétrant, le goût du sel qui donne soif et qui retient l'eau également, ce goût si lié à la vie. Le sel est extrêmement soluble dans l'eau et lui communique immédiatement sa saveur caractéristique. Il existe sous forme de combinaisons cristallines[129]. Le chlorure de sodium est l'union du sodium et du chlore. Dans le chlore il y a l'idée d'une relation avec le souffle de vie, c'est un gaz qui brûle et fait suffoquer. Chez *natrum* il y a une recherche de relation vitale avec l'oxygène et recherche de se mixer à l'eau, de se fondre dans l'élément liquide féminin aquatique : désir irrésistible et nostalgique de la relation, tout particulièrement avec l'élément féminin de la sensibilité, de l'accueil et de l'amour[130].

Ce sel de la mer, de l'amnios, du sang, des larmes a été étudié par Hahnemann très tôt. En homéopathie l'histoire de *natrum muriaticum* est un peu l'histoire d'un amour impossible, celle de la nostalgie infinie de la dilution vivifiante dans l'élément aquatique de l'amour amniotique perdu, sans cesse ressassé, une nostalgie intense d'un inconscient accueillant perdu vers lequel l'être tend sans cesse dans une attitude figée et introvertie. C'est la nostalgie d'un amour impossible, au goût salé des larmes. La vie présente devient une tentative douloureuse pour sortir de ce passé impossible à rejoindre[131].

Là où il est dit que *natrum muriaticum* est cristallisé ...

Natrum muriaticum est **figé dans une symbiose irrésistible**. Il ne s'agit pas seulement du penchant amoureux d'un enfant à l'égard de son parent de l'autre sexe, l'*œdipe*, qui serait lié à la sexualité, mais bien plus d'un attachement irrésistible à la mère (pour la fille comme pour le garçon) dont il faut faire le sacrifice, ce qui semble impossible dans son cas. L'émergence de l'esprit qui prend conscience de son individualité et de sa personnalité s'émancipe de l'étreinte maternelle, de l'inconscient collectif dans sa recherche de conscience et de liberté intérieure. Il est nécessaire de rejeter les forces maternelles qui nous maintiennent dans la mer de la vie inconsciente pour trouver l'unité de la conscience et de l'individuation. Le sel, qui est sur notre terre le précipité issu des mers anciennes, est la véritable substance qui va permettre à l'individu de prendre forme à partir de l'inconscient véhiculé par la mère et les parents. Il représente en tout être un principe structurant qui entre en activité dans le germe pour construire l'organisme. Cette structuration est objectivée de façon synchronique par sa structure cubique, le cube étant un élément d'une grande assise, d'une grande stabilité. Pour certains, le thème principal de *natrum muriaticum* est l'idée qu'il n'y a pas de mère, et pas d'attention[132]... *Natrum muriaticum* serait utile pour des enfants mis en couveuse. La mère est absente, on prend soin de l'enfant physique, mais il lui manque la chaleur et l'amour. L'enfant est complètement abandonné à ses propres émotions. Son angoisse est forte. Il est comme paralysé par une frayeur ; horrifié et pressentant un malheur, impression d'avoir commis quelque chose de mal, peur des voleurs.. La perte de la mère est inscrite en lui, au point de croire que sa mère (qui est toujours là) est morte, parce qu'il ne peut pas se rappeler l'avoir vue[133].

Il manque d'autonomie, a la nostalgie. Cette quête de l'amnios le rend sensible à l'air marin qui l'aggrave ou l'améliore. Il désire manger des huîtres (*calcarea ostreica*), du poisson, du sel (ou en a le dégoût), est amélioré par le bain froid, comme par une sorte de baptême. Désir de mère, désir de mer et désir d'amer également (l'alchimie insiste sur le caractère amer du sel).

Là où il est dit que *natrum muriaticum* est tellement triste ...

Une autre caractéristique de *natrum muriaticum* est une irrésistible tendance à vivre dans un **climat de chagrin, de tristesse, de mécontentement et de frustration** et de multiplier les circonstances qui développent cet état, sans le rechercher consciemment. C'est un médicament de chagrin, de chagrin d'amour, de suite de chagrin, de deuil, de mépris, de mortification, de mauvaises nouvelles, à tel point que l'on peut se demander quand le sujet *natrum muriaticum* a une ébauche de vision positive de son univers. L'amour est impossible ou extrêmement problématique, le sujet va tomber amoureux d'une personne qui habite à dix mille kilomètres, issue d'une autre civilisation, ou d'un autre milieu social, ou qui n'est pas disponible. Evidemment l'homosexualité est présente en filigrane puisque la mère est si présente (ou si absente) que l'amour pour le sexe opposé devient difficile. Ce chagrin est verrouillé. Pour ne pas être submergé d'angoisse et de désespoir, *natrum muriaticum* intériorise sa souffrance (déception, frustration, blessure affective), il n'en dit rien (il ne peut rien en dire) et, de plus, il la nie dans ses pensées et même la transforme dans ses fantasmes...[134] Ce déni de sa souffrance le rend parfois faussement gai. Il peut être enjoué, de bonne humeur, gai, danser et chanter, avec une propension à rire. *Natrum muriaticum* peut rire de façon immodérée à quelque chose qui n'est pas risible, voire dramatique, d'un rire incoercible et incessant, d'un rire aux larmes. Il y a alternance de pleurs et de rires, il rit de façon irrésistible à des moments inopportuns, puis les pleurs succèdent, une grande tristesse, la perte de toute joie[135]. Aussi joyeuses que puissent être les circonstances, la malade ne peut se contraindre à exprimer de la joie[136]. *Natrum* n'exprime pas ses émotions, ne pleure pas facilement lorsqu'il a de la peine[137]. Le tableau devient hystérique s'il est nerveux ; il a tendance à rire des choses sérieuses jusqu'au fou rire incontrôlable, qui peut se transformer alors en une crise de larmes. Il va devenir pressé et très actif en particulier en faisant de l'exercice physique intense. Cet état compensatoire à sa dépression naturelle va le rendre hypersensible. Son système nerveux tout entier est en état d'agacement et d'irritation, qui s'aggrave par le bruit, le battement d'une porte, le bruit d'une sonnette, un coup de pistolet, la musique. Puis il va commencer à décompenser son état nerveux et devenir irritable, facilement contrarié, brusque, ne supportant pas l'opposition, de mauvaise humeur, ne pouvant pas aller en société (il a même peur d'y vexer les autres car il n'est guère bienveillant) ; sentiment qu'il pourrait facilement les offenser[138]. Il est mutique, ne desserre pas les dents, se met en colère si on le force à répondre, prend tout en mauvaise part, pleure et hurle. Il est rancunier et rumine les affronts qu'on lui a faits, qui sont constamment dans sa mémoire et il ne peut pas s'en débarrasser. Il se dispute, a de la haine pour ceux qui l'ont insulté et se met très facilement en colère. Il devient violent et passionné pour un rien, prend mal la plaisanterie, est extrêmement susceptible. *Natrum muriaticum* a la sensation d'être trahi et déçu par celui ou celle avec qui il recherche ou a une relation ; cette relation est vouée à l'échec, elle est une prémisse de chagrin, elle est désirée et crainte car il craint que tout se passe mal. Mieux vaut l'idéaliser plutôt que de la confronter à la réalité. Cette relation désirée est exclusive, *natrum muriaticum* est jaloux de cet amour secret. Lorsque sa colère s'épuise, il devient triste et profondément déprimé, car il n'a plus la force de faire face à son entourage et de donner le change. Il pleure, parfois sans savoir pourquoi, même en rêvant, parfois quand on le regarde. Il peut s'apitoyer sur lui-même et pleurer silencieusement, car il répugne à pleurer en public, en percevant le regard de l'autre, en pensant qu'on le plaint. Les larmes salées lui viennent constamment aux yeux, que ce soit par tristesse, par allergie ou par photophobie. C'est un excellent remède de rhume des foins, avec cette disposition si particulière à y ajouter un herpès labial florissant. Mais les larmes ne viennent pas toujours : parfois, lorsqu'il est triste, par exemple lors d'un deuil, il lui est impossible de pleurer, ce qui le culpabilise particulièrement. Il sombre dans la dépression, la mélancolie et un abattement profond qui le plonge dans un désespoir et un mal de vivre particulièrement douloureux.

---------------------**EN PRATIQUE...**---------------------

→ une adolescente vient pour une conduite anorexique depuis quelques mois. elle a vécu un drame familial particulièrement éprouvant. Son frère ainé a eu un accident de ski et s'est retrouvé tétraplégique. elle exprime peu son chagrin. Sa solitude et son caractère taciturne indiquent *natrum muriaticum* qui l'améliore rapidement.

Là où il est dit que *natrum muriaticum* est sec ... Un thème fondamental de *natrum muriaticum* est celui **de la sécheresse** qui s'inscrit souvent chez le sujet physiquement par de l'émaciation et aussi moralement sous forme d'introversion et de grande solitude affective. Il existe, comme dans la plupart des remèdes (en particulier évidemment les remèdes qui possèdent une pathogénésie étendue avec des symptômes psychismes et physiques, ainsi qu'un recul clinique) une correspondance entre l'inscription somatique et l'inscription psychique, comme si la trace du sens du médicament traversait l'épaisseur des deux dimensions. Sa peau est sèche, mais aussi luisante, pâle, cireuse, elle a l'air d'avoir été graissée, pâle, jaune, souvent chlorotique, couverte de vésicules à la limite des cheveux, aux oreilles et derrière le cou. Il y a une grande émaciation, et la peau paraît flétrie, ridée. Le nourrisson a l'aspect d'un petit vieux. L'amaigrissement progresse du haut vers le bas. Les clavicules deviennent saillantes et le cou s'étiole, mais les hanches et les membres inférieurs restent fermes et ronds. Il y a de la sécheresse de toutes les muqueuses. La gorge est sèche, rouge, distendue. Le sujet *natrum muriaticum* a un visage avec un aspect maladif[139]. Il mange beaucoup et maigrit, a le désir de sel, de pain, de choses farineuses, de fruits, mais aussi de craie, de terre. Il se sent faible et a la sensation d'une énergie qui l'abandonne, comme l'indique le rêve de s'être arraché une dent très fine. Le sujet a le dos faible, avec des douleurs améliorées en s'allongeant sur quelque chose de dur. *Natrum muriaticum* a de l'herpès labial, de l'herpès génital, sa lèvre inférieure est gonflée, il a une fissure au milieu de la lèvre. Comme dans les

155

marais salants, le sel sèche au soleil. Le soleil est une des craintes de *natrum muriaticum*. Il est la cause de nombreux troubles, maux de tête, urticaire, épuisement etc.. Les maux de tête sont très douloureux. Le sujet ressent comme de petits marteaux dans la tête en bougeant. La Méditerranée n'est pas très faste pour *natrum* puisqu'il est souvent aggravé au bord de la mer, aggravé par le soleil et la chaleur, et pour peu qu'il y vive un chagrin d'amour Comme le sel se dépose sur le marais et dessine des motifs, la langue de *natrum muriaticum* prend l'aspect d'une carte de géographie, en se couvrant d'une sorte de psoriasis lingual. Le rythme du remède suit le soleil, avec une aggravation à partir de dix heures du matin, avant midi, comme si le zénith allait être l'apogée du malaise. Le frisson se déclare vers dix heures ; il commence aux extrémités qui bleuissent[140]. *Natrum muriaticum* est plus mal l'été, à la chaleur. Il a soif, très soif, il fait le rêve d'avoir une soif brûlante qui n'est pas étanchée par de grandes quantités de bière ; sa langue est sèche au réveil. Le malade éprouve une grande soif pour l'eau froide ; parfois il est soulagé en buvant, parfois sa soif est inextinguible[141]. Il a besoin d'air frais et est souvent claustrophobe. ... Il est constipé, ses selles sont sèches, comme des boules, des crottes de bique, parfois douloureuses, d'autant plus que *natrum* est un remède de fissure anale. Cette sécheresse que l'on trouve au niveau physique est présente aussi au niveau mental et au niveau émotionnel. *Natrum muriaticum* a des idées fixes, il est entier et absolu, il ne fait pas de concessions, le monde est bon ou mauvais. *Natrum muriaticum* a un côté maniaque, il veut éviter la contamination, il a besoin de nettoyer, de se laver les mains, de tout désinfecter[142]. Il a un surmoi très fort et est un être souvent très « bien élevé », trop correct, jusqu'à l'inhibition pulsionnelle. Il est souvent docile (quoique indépendant), craintif de l'autorité qu'il déteste au fond, mais dont il peut lui-même faire preuve (c'est une façon de se protéger de l'autre). Il a besoin de vivre dans un milieu rassurant. Cet état est accompagné par une horreur de soi même. Ce défaut d'amour fondamental va de pair avec un manque d'estime et d'amour de soi. *Natrum muriaticum* a souvent une dysmorphophobie. Le sujet se regarde souvent dans le miroir et s'imagine avoir un aspect misérable. La dysmorphophobie est une préoccupation qui concerne l'apparence et les formes du corps, la hantise de ses défauts, spéciale à l'adolescence[143]. Cette phobie le conduit à une pudeur maladive, le sujet ne veut pas aller à la plage, il ne peut pas se montrer en maillot de bain. Si quelqu'un est présent, le malade ne peut pas émettre d'urine, il ne peut pas uriner dans un lieu public[144]. Il s'enferme et est enfermé en lui-même, introverti. L'introversion de *natrum muriaticum* naît de sa grande vulnérabilité aux chocs émotionnels[145]. Il ressent la peine des autres et est persuadé que toute forme de rejet, d'humiliation, de ridicule ou de chagrin lui serait personnellement intolérable. Il se bâtit un mur d'invulnérabilité, une tour d'ivoire (ou de sel), pour garder le contrôle de son mental hypersensible. L'abord de *natrum* est difficile, il faut en connaître la clef. Il faut l'apprivoiser car il possède un code inné pour savoir de qui il peut accepter le contact[146]. C'est un indépendant, qui semble se suffire à lui-même. C'est parfois l'enfant dont on dit en classe qu'il ne participe pas. Pourtant il a tout perçu et entendu. Son indépendance est certes acceptée et semble lui convenir, mais en réalité c'est une indépendance de circonstance car elle le protège de l'autre et de nouvelles sources éventuelles de chagrin. *Natrum muriaticum* se cristallise sur son passé comme une statue de sel. Il évoque sans cesse dans sa mémoire les désagréments passés pour y repenser en se tourmentant. Il est sérieux et ne veut voir personne, il prend tout au tragique. Il ne supporte pas de parler, d'échanger, alors que son désir fondamental est celui de l'échange, d'une vie comme celle que permet le sel dissous dans une eau rafraîchissante. Il marche et parle plus tardivement que beaucoup d'autres. Il s'agit d'une sorte d'hésitation à user des fonctions de relation[147]. Il est maladroit physiquement, trébuche en marchant, fait tomber les objets qu'il a dans les mains. Il ne supporte ni d'être découvert par l'autre, ni d'être consolé. Plus on le console, plus il est affecté. La consolation aggrave sa tendance mentale, sa mélancolie, sa propension aux larmes, parfois provoque de la colère ; *natrum* semble demander la sympathie et s'exaspère lorsqu'on la lui offre[148]. Toutefois, comme on l'a déjà souligné, avant cette décompensation vers un état d'isolement dramatique, c'est un être qui donne longtemps le change, par une gaieté apparente et des liens affectifs sincères. C'est un être réellement hypersensible. Il est compatissant et peut écouter les autres de façon très responsable ; d'ailleurs il est souvent très recherché pour son oreille attentive.

Là où il est dit que natrum muriaticum est un amoureux transi...

Un des leitmotivs les plus caractéristiques de *natrum*

muriaticum est celui **de l'amour et de la sentimentalité.** Cet aspect de son caractère est souvent caché, il n'en montre rien et même peut paraître insensible. Son amour est impossible. Une affection non partagée amène des troubles. Une jeune fille devient incapable de contrôler ses sentiments et va s'éprendre d'un homme marié. Elle sait que c'est de la folie, mais elle en perd le sommeil. Elle s'amourache d'un cocher, elle sait que c'est déraisonnable, mais ne peut pas s'en empêcher[149]. *Natrum muriaticum* a des rêves amoureux, érotiques, des rêves d'amour malheureux. Les premières amours sont inquiétantes, ce qui n'est pas un fait rare, mais qui est très marqué chez le sujet *natrum*. C'est le type même de l'amoureux transi, qui vit dans un imaginaire intense. *Natrum* ne va pas danser dans une soirée. Il restera à l'écart, prenant plaisir à observer les autres. Il observera l'être dont il est épris en silence, s'imaginant tout un scénario et une histoire d'amour sans aucun rapport avec la réalité. Pour résister à cet amour impossible, difficile à réaliser dans le quotidien, le sujet aura des aventures inventées, ou des liaisons pratiquement inatteignables géographiquement ou socialement. C'est l'amour de la princesse pour le berger, non pas pour des raisons de révolte mais pour des raisons d'impuissance à réaliser l'amour au quotidien. *Natrum muriaticum* est un rêveur invétéré, dans la lune, distrait. Il est perdu dans ses pensées pendant des heures, à la recherche de ce qu'il peut bien devenir. Il rêve de voyages. Il peut se passionner et même être emporté sans raison particulière. Son penchant ira vers la musique qui le bouleverse, au point parfois de l'émouvoir aux larmes. Il fera de la poésie le soir, en fermant les yeux, alors que des images lui affluent à l'esprit. Son sommeil n'est pas toujours calme. Il peut souffrir d'insomnie, surtout après un chagrin, événement auquel il est tout particulièrement réactif.

Natrum muriaticum, enfermé dans son monde imaginaire et son amour inaccessible peut sembler un étranger au sein de sa famille, une sorte de présence fantomatique évanescente et mutique. Il peut sembler avoir de l'aversion pour son conjoint et même peut en ressentir réellement. C'est alors l'amoureux malheureux, l'amoureuse frigorifiée, perdus dans le gouffre insondable de son manque fondamental, celui de l'amour impossible, de plénitude affective qui lui échappe inexorablement...

-------------------- **EN PRATIQUE...** --------------------

→ un homme jeune vient pour un lumbago aigu qui est amélioré par terre, sur le dos. Il a une sensation de chaleur locale. Ses douleurs sont aggravées au mouvement. le lumbago a débuté vers onze heures du matin. c'est un sujet introverti. *Natrum muriaticum* est souverain.

Là où le dr. Granule nous parle du remède *antimonium crudum*...

Il est aussi un remède qui reste figé sur l'image de la mère. Il s'agit d'*antimonium crudum*. Ce remède est tellement centré sur l'image de la femme qu'il est fasciné, quasi hypnotisé par la lune et le moment où elle est pleine. C'est un remède qui, comme Verlaine « fait souvent ce rêve étrange et pénétrant d'une femme inconnue et qu'il aime, et qui l'aime, et qui n'est, chaque fois ni tout à fait la même, ni tout à fait une autre, et l'aime et le comprend.... ». C'est un remède curieusement tendu

160

entre deux opposés : un aspect extrêmement romanesque, poétique, amoureux, digne d'un Cyrano de Bergerac, d'une très grande délicatesse et un autre aspect franchement terre à terre où le sujet se vautre dans une goinfrerie quasi-porcine. Tout ceci baigné dans une aura lunaire puisque le sujet *antimonium* peut être pris d'une exaltation extatique à la pleine lune. Cette attirance pour la lune, l'astre féminin, est sans doute le témoin d'un attachement symbiotique à la mère. Si cet idéal amoureux est déçu, *antimonium* va s'enfoncer dans la débauche alimentaire, se couvrir de verrues (plantaires en particulier) et de durillons qui lui donneront un aspect peu engageant. Il engloutit les aliments et sa langue est couverte d'un enduit blanc épais. Il est mélancolique, d'humeur irritée ; le son des cloches, comme la vue de son entourage le touche jusqu'aux larmes. Il est renfrogné, irritable et boudeur, c'est un enfant de mauvaise humeur qui ne veut pas qu'on le regarde. Il est sensible aux bains froids (le contraire du liquide amniotique chaud) et au vin acide (dès qu'il peut en boire).

On raconte Verlaine et *antimonium*...

Tel était sans doute Verlaine, à l'âme exquise, si attaché à sa maman, qui ne put s'empêcher de se ruiner de mille façons, ne pouvant pas atteindre son idéal féminin. Seul Rimbaud put un moment lui correspondre mais sa liaison fut tumultueuse et se gâta rapidement.

Claire de lune

*Votre âme est un paysage choisi
Que vont charmant masques et
bergamasques Jouant du luth et
dansant et quasi
Tristes sous leurs déguisements
fantasques. Tout en chantant sur le
mode mineur L amour vainqueur et
la vie opportune
Ils n ont pas l air de croire à leur
bonheur Et leur chanson se mêle au
clair de lune, Au calme clair de
lune triste et beau,
Qui fait rêver les oiseaux dans les
arbres et sangloter d extase les jets
d eau,
Les grands jets d eau sveltes parmi les
marbres.*

→ une adolescente de seize ans. elle souffre d'acné. c'est une jeune fille sentimentale, timide. Elle a très bon appétit et présente des verrues plantaires depuis l'été. *Antimonium crudum.*

→ une femme de cinquante ans vient pour une poly-arthrite rhumatoïde. Les tests inflammatoires sont positifs. Elle a eu une brucellose à quarante ans. Elle souffre des genoux, de l'épaule gauche, des pouces, des cervicales. Elle a des migraines. Elle est vite fatiguée. Ses douleurs sont aggravées le matin, au réveil, la nuit, au lit, améliorées à la chaleur. Elle a souvent des vertiges. Elle vit avec son fils. Le couple est assez tendu, assez infernal, entre l'amour et le déchirement. Elle présente une particularité : dès qu'elle boit du vin, elle a mal partout. Sur le plan physique, elle a des verrues énormes sous les pieds, comme une sorte de callosité générale de la plante du pied. *Antimonium crudum.* Deux mois après : très bon effet a priori car elle n'a pratiquement plus de migraines et ses articulations sont très améliorées. plusieurs doses d'*Antimonium crudum* compléteront le traitement.

Là où le dr. Granule nous parle du remède *silicea*, celui qui a peur que le sol ne se dérobe sous ses pieds...

Il existe également un remède homéopathique d'une importance extrême, il s'agit de *silicea*, qui est fabriqué à partir du quartz, du cristal de roche. Le quartz est formé de silice (SiO_2). Ce remède est formé dans les fissures sous l'influence de la pression et de la chaleur. En fait il a au départ a une origine aquatique, lacustre et marine. Certains organismes sont capables de précipiter et de fixer la silice pour la construction de leur squelette. Le silex s'est formé d'abord à partir de coquilles siliceuses de ces organismes unicellulaires microscopiques animaux ou végétaux puis les cristaux de quartz se sont formés dans les fissures des roches siliceuses.

La silice est présente en abondance dans le sol (nous l'avons dit), mais elle est également présente chez les plantes, en particulier chez certaines plantes comme la prêle où elle pénètre en solution par la racine sans faire de dépôts, et par les vaisseaux elle gagne les parties aériennes de la plante. Les formes insolubles de silice imprègnent les membranes et les tiges et ont un rôle de soutien. Dans le monde animal le silicium est important pour le développement du squelette. Son rôle est fondamental pour le squelette et les phanères. La silice semble jouer un rôle de soutien dans tous les tissus conjonctifs ; c'est elle qui donne sa rigidité la tige de blé et des céréales, c'est elle qui donne ses propriétés

164

d'élasticité résistante aux tissus conjonctifs et au tissu osseux. La silice a un rôle primordial dans les échanges minéraux, dans la minéralisation, la croissance et la résistance à l'infection.

Silicea s'adresse à la structuration de l'être, à sa structure fondamentale, celle qui l'érige à partir du magma vital dont il est issu. Il est parfois proche de *calcarea* car tous les deux concernent la structure fondamentale du vivant. Il y a chez *silicea* un sentiment de vulnérabilité importante, d'insécurité : sans doute la grossesse n'a-t-elle pas été sécurisante, sans doute a-t-elle pu être menaçante (la phobie de l'aiguille), sans doute la structuration de la fonction paternelle a-t-elle été déficiente. *Silicea* redoute les contacts (il se met dans une sorte d'hygiaphone), il oscille entre le fait de plier et la rigidité. Il redoute l'autre et son opinion[151]. Cette vulnérabilité, cette angoisse profonde s'inscrit dans le squelette spiculé des radiolaires dont il provient, organisé comme une armure, autant de structures de ce zooplancton, comme sculptées en fil de fer par une main minuscule et experte. On dirait une armée de petits soldats protégés par des cuirasses élégantes et subtiles. *Silicea* garde la mémoire de ces cuirasses, de ces cottes de mailles, il en garde la rigidité fragile et l'horreur des aiguilles.

Là où il est dit que *silicea* se sent vulnérable...

L'idée de **vulnérabilité** convient à *silicea*. Evidemment qui dit vulnérabilité dit fragilité. Cette vulnérabilité est peut-être parfois le résultat d'un accueil maternel qui fit défaut. Ce qui ne veut pas dire que la mère fut mauvaise, mais que pour des raisons diverses qui lui incombaient, elle n'a pas pu jouer le rôle sécurisant d'une femme épanouie dans la grossesse. La crainte exagérée des aiguilles et des piqûres pourrait être le souvenir inconscient d'un refus de grossesse, voire même d'une tentative de son interruption, ou bien d'un de ces examens invasifs que la science moderne a su développer pour scruter le fœtus, souvent pour le meilleur et parfois pour le pire. La mère de *silicea* ne semble pas être une mère chaleureuse, elle est comme *silicea*, elle semble assez distante, voire froide (ce qui n'exclut pas une intériorité chaleureuse, mais figée comme le quartz dans sa fissure). Il ne semble pas que *silicea* garde un bon souvenir de la vie *in utero* qui vraisemblablement n'était pas sécurisante, d'où les rêves de noyade et l'aversion pour le lait maternel qu'il vomit. On peut aussi rattacher cette sensibilité à l'aggravation du remède au moment de la pleine lune (on y perçoit peut-être une allusion féminine). *Silicea* recherchera le soleil, l'élément viril dynamisant qui manque à son tonus défaillant (également producteur de vitamine D), au point parfois d'accentuer trop le trait et de se viriliser à outrance (surtout chez les femmes qui peuvent manquer de féminité, surtout si le modèle féminin était défaillant). Car un autre point fondamental de *silicea*, outre la présence d'une mère tiède, est l'absence de structuration masculine ferme, ce qui ajoute encore au manque de confiance du remède. Il va réagir pour résister à cette vulnérabilité. D'abord physiologiquement, en essayant de faire des réserves avec une faim canine pour se fortifier (mais il évitera la viande, peut-être trop énergétique pour lui) ; il mangera surtout des sandwichs froids et non des gros plats cuisinés chauds. Pour compenser cette angoisse, le sujet peut se montrer fort, inflexible, voire arrogant, manquant apparemment de sensibilité (ce qui est une fausse impression qu'il donne). Son sentiment de vulnérabilité s'exprime dans les rêves, rêves de tremblements de terre, d'orages effrayants, de feu, d'inondation, de noyade etc… Le sol se dérobe sous ses pieds : la terre tremble, il s'enfonce dans l'eau. Il manque d'assise, son insécurité l'inquiète. Il est vulnérable par les pieds, s'enrhume par les pieds, marche sur des verrues plantaires. Il rêve de gros chiens qui le suivent, il rêve à moitié éveillé, comme si d'innombrables esprits voulaient l'attraper, il rêve d'un fantôme qui le poursuit, il rêve de guerre. La menace est partout, elle est également interne car *silicea* a des douleurs de la gorge en avalant ; bien qu'il n'y ait aucun signe d'inflammation, l'état de sa gorge est sa seule préoccupation ; le sujet croit avoir avalé des aiguilles et demande à ceux qui l'entourent s'il ne l'a pas fait, cherchant pendant des heures les aiguilles perdues. *Silicea* a peur pour l'intégrité de son être. La peur fondamentale de *silicea* est une peur relative à une sensation intense de vulnérabilité. Le magnétisme semble lui faire du bien. Sa peau est fragile et suppure facilement.

Là où il est dit que *silicea* s'isole…

Le sujet *silicea* aura tendance à **s'isoler**, à se retirer, à se retrancher dans une bulle, une sorte d'hygiaphone, d'où il voit le monde sans pouvoir être touché, de façon protégée, dans une sorte de cabine en verre ou en plexiglas, à l'abri des contacts et de l'environnement. Il ne supporte pas d'être touché, sursaute facilement, ne supporte pas qu'on lui parle, est taciturne. Il est constipé, avec des selles « ressort » qui sortent et remontent dans le rectum, comme s'il ne voulait pas expulser, avec une sorte d'hésitation physiologique, de manque de confiance. La sexualité l'aggrave, le rend irritable, bien qu'il ait des pulsions fortes. Il est sensible à l'environnement, au froid (qu'il ressent particulièrement aux extrémités et aux pieds), à la pleine lune, à l'orage, à l'humidité. L'enfant est timide, s'isole dans la cour de l'école, il manque de confiance en lui, fait des fautes d'orthographe. Le jeune *silicea* anticipe avant les épreuves, manque de tonus physique, se trouve complexé (ce qui le rapproche de *natrum muriaticum*). Bien entendu il peut compenser cette tendance en donnant le change et en paraissant très à l'aise en société, voire même convivial.

Là où il est dit que *silicea* est rigide...

Une des caractéristiques de *silicea* est la problématique de **la rigidité**. La vulnérabilité de son corps l'entraine à la limite d'une réaction de rigidification. Il a des problèmes de colonne vertébrale. De même que les tiges végétales sont riches en silice (en particulier la prêle) qui en assure la bonne résistance, de même, la colonne vertébrale est-elle une cible privilégiée de *silicea*. Le système locomoteur est concerné. L'enfant marche tardivement, il se tient mal (c'est un remède de cyphose et de scoliose), plus tard, s'avachit. Tout cela est à rapprocher du manque de confiance en soi. Il ne faut pas oublier que *silicea* a la mémoire de cette érection lente qui a vu la vie se dresser à partir du magma vital dont il a surgi. Il a cette empreinte aux pieds, encore humides de l'océan primordial dont il est issu (transpiration des pieds). Ses mains sont encore humides de la glaise qui l'a contenu (moiteur des mains), sa tête transpire encore du monde dont elle sort. Les enfants *silicea* ont la fontanelle qui reste ouverte assez longtemps, ils ont une transpiration acide très abondante de la tête. Leur dentition est tardive et difficile, car pour *silicea* il n'est pas évident de mordre la vie à pleines dents. Leurs ongles s'épaississent et s'incarnent (ce qui est bien le moins dans ce mouvement de la chair vers le ciel). Il existe une certaine faiblesse du système de soutien de *silice* qui est compensée par une attitude rigide, parfois à outrance. Le corps devient rigide, sujet à l'arthrite, avec raideur et ankylose. Il devient dur et cassant, comme le verre issu du sable de silice. La mémoire du sable est inscrite de façon profonde dans *silicea* : les enfants *silicea* mangent parfois du sable. Puis *silicea* se dégrade, vers l'arthrose, les abcès cutanés, osseux, généralisés, les fissures, les fistules apparaissent, vers un épuisement de l'individu, tant sur le plan physique que moral.

Là où il est dit que *silicea* est hypersensible...

Silicea est **hypersensible**. Nous avons vu qu'il était sensible au toucher, aux autres, à l'environnement, au magnétisme. Il est sensible au froid, à l'humidité, s'enrhume facilement, avec une tendance très prononcée aux maux de gorge, aux otites, à la sinusite purulente et à la bronchite. Il est sensible aux piqûres qu'il redoute (c'est un remède que l'on peut donner dans les suites de vaccinations mal supportées). Sa peau réagit mal, suppure, cicatrise mal, avec une compensation hypertrophique de type chéloïde. Il est sensible à ce que les autres disent, il est susceptible. Il a l'esprit de contradiction, devient facilement irritable. Cet esprit délicat peut s'exalter dans des débords sentimentaux, un goût prononcé pour l'esthétisme et la métaphysique, chez des sujets peu sportifs et manquant de tonus. C'est un être délicat, raffiné et sensible. Il peut avoir le désir de briller (comme le cristal de roche), mais son éclat est souvent bref et épuisant. Il est alors le cristal brillant, dur et parfois cassant. *Silicea* peut être somnambule, très sensible aux phases lunaires. Cette sensibilité peut évidemment, lorsqu'elle devient trop prégnante l'annihiler totalement dans une sorte de sidération générale, une sorte d'avachissement du corps et de l'esprit allant de l'anticipation paralysante, à l'amaigrissement, à la mollesse et à l'infection.

-------------------- **EN PRATIQUE...** --------------------

→ un enfant de quinze mois présente une diarrhée chronique depuis l'âge de neuf mois. on fait le diagnostic à l'hôpital de syndrome cœliaque après biopsie duodénale qui a montré une atrophie subtotale de la muqueuse ; mauvaise croissance ; arrêt du gluten : amélioration, mais reprise des symptômes ; dentition difficile, mange bien sans grossir, transpire du cuir chevelu, avec mauvaise odeur ; diarrhée au lait. *Silicea.* amélioration durable.

→ un enfant de quinze mois a des otites et des rhino-pharyngites à répétition. les éruptions dentaires sont problématiques. Il transpire du nez (ce qui n'est pas un signe de *silicea*). Il présente une diarrhée chronique, a les pieds froids et moites, les ongles des orteils incurvés. Il a comme du sable dans les selles. Sa mère a des diarrhées au trac. *Silicea.* très amélioré.

→ un garçon de seize ans. c'est un garçon un peu frêle, sur la défensive. Il a des problèmes d'oreilles depuis l'enfance : otites et bourdonnement d'oreille. Il est frileux, se met en permanence du coton dans les oreilles. Il transpire des mains et des pieds (« je pue des pieds »). *Silicea.*

→ un homme de trente ans, journaliste Il revient d'un voyage de deux mois en Inde : sinusites, angines fréquentes. en Inde, il a eu un épisode de diarrhée, a perdu du poids. Il présente une grosse asthénie. c'est quelqu'un de tonique normalement mais qui s'économise (se couche tôt). assez directif, travaille volontiers seul, aime rester indépendant. Il est obstiné, fait des enquêtes mordantes, parfois risquées. Ses extrémités sont moites, il est longiligne. Il se plaint de douleurs d'oreilles au vent. *Silicea* lui redonne très rapidement le tonus et enraye les problèmes orl.

➜ une jeune femme de trente cinq ans. Spasmophilie, peur de tout, dépression, palpitations etc... elle découvre la course à pied (sous l'influence de son mari). petit à petit, elle devient championne, à l'échelon régional. un jour elle vient, défigurée, la face œdématiée : au début, douleur d'une incisive supérieure et écoulement de pus par la gencive. La douleur est aggravée nuit, avec une très nette aggravation au froid avant la suppuration. Les dents bougent. La radio ne montre rien de spécial. les antibiotiques sont sans effet. *Silicea* l'aide. elle est finalement opérée car, en fait, il y avait fracture de la dent. Elle était surmenée depuis un moment (entraînement très intensif). Elle m'avait décrit des mois auparavant une impression qui fait aussi partie de *Silicea* : « impression que quelqu'un est à côté du lit ».

➜ une femme de quarante ans avec une mastose ; au départ, elle présentait un kyste du sein droit ; douleurs « comme si on lui avait donné des coups ». elle avait été opérée pour le kyste. après l'opération, elle avait fait énormément d'angines. elle présente une hydronéphrose bilatérale. *Silicea* la débarrasse de sa mastose.

→ un homme de quarante cinq ans vient pour une toux chronique du matin. Il a des taches blanches sur les ongles, les pieds moites, et surtout des céphalées après avoir eu froid aux pieds. un sujet vulnérable. *Silicea*. amélioration durable.

→ une dame de cinquante trois ans vient pour une colite droite qui persiste depuis une douzaine d'années et que rien ne calme ; elle a eu une primo-infection dans l'enfance, une scoliose qui a nécessité une opération de Harrington. elle est tonique, aime assez la bagarre (a dirigé un comité d'entreprise), malgré une peur de parler en public ; enfant, avait peur de l'orage, était très maigre ; carbo vegetabilis et lycopodium sont sans effet mais silicea supprime la colite ! Son dos était le reflet de son dynamisme interne et l'opération représente la volonté forcenée de se redresser et de résister au milieu, malgré ce qui lui en coûtait.

« UNE MINUTE DE BON SENS » DU dr. GRANULE...

Là où le dr. Granule nous parle aussi d'autres enfants et adultes qui restent longtemps dans leur coquille...

Il existe des remèdes homéopathiques qui ont l'impression d'être un enfant, qui veulent rester enfant ou qui se présentent sous un jour infantile. On peut affirmer que ces remèdes ont la nostalgie de la symbiose, en tout cas ils n'arrivent pas à s'en extraire.

• *Baryta carbonica* est un *calcarea carbonica*

aggravé. Il est prisonnier d'une symbiose négative. Il est inhibé, indécis, dans les jupes de sa mère. Il reste un enfant ou retombe en enfance, tant il est vrai que l'âge ou des circonstances défavorables peuvent nous faire régresser à un stade de dépendance symbiotique.

• *Rana bufo*, le crapaud émerge de l'océan primordial, encore pétri d'animalité et de glaise, comme le nénuphar, à la fois plein d'humus et toujours intact.

• *Cicuta virosa* se prend pour un enfant. Il est en plein stade oral.

→ un jeune garçon autiste. Il a des gestes extrêmement stéréotypés. très peu de contacts avec l'autre. Il se masturbe de façon très abondante et ostensible ... Il prend *Bufo* à des dilutions très variable. Son évolution est importante. Il chante, dit bonjour et se sociabilise petit à petit.

→ un adolescent de seize ans vient pour un eczéma des doigts, des poignets et des orteils. Il est extrêmement timide, inhibé et s'inquiète beaucoup pour ses résultats d'examen de passage en première. Il s'enrhume facilement et a des maux de gorge. Il a très souvent froid aux pieds. *Baryta carbonica.*

→ une femme fait des angines à répétition, parfois phlegmoneuses. Depuis des années elle vit un enfer en famille et ne s'entend plus du tout avec son mari qui l'a trompée. Depuis ce temps elle pense se séparer mais n'arrive absolument pas à prendre la décision *Baryta carbonica.*

→ un homme de soixante dix ans vient pour un état digestif catastrophique : brûlures intenses et sécheresse : il a la bouche acide, des aphtes, des brûlures anales et une acidité gastrique intense. Il présente des douleurs de l'hypochondre droit. Il raconte sa maladie avec un luxe de détails énorme, c'est un hypochondriaque notoire, avec un état obsessionnel important. Il éructe énormément, en permanence, en parlant, des éructations énormes et retentissantes. l'appétit est variable, il ne supporte ni le gras ni l'oignon. Il ressent comme un oursin à la place de la vésicule biliaire, ce qui est amélioré par le massage et irradie vers l'omoplate droite. Douleurs intestinales à vif, comme si on arrachait un sparadrap dans l'intestin. Il est impatient et coléreux, très carré dans ses idées, a toujours raison. Il est resté très attaché à sa mère pendant très longtemps. Il a dormi très longtemps avec sa grand-mère ! un rêve : un bras au dessus de lui qui s'apprêtait à le frapper. Il ressent une pulsation dans l'orteil gauche. Je lui donne quelques remèdes qui ne l'améliorent que de façon très éphémère. puis un jour, il raconte un rêve : « Il y a trois jours j'ai rêvé que j'étais sur une route (j'étais enfant). Il y avait un grand mur et une petite route sur le côté. Il y avait aussi un gouffre et un camion et au fond du camion ma mère morte et mon père sortait de l'autre côté ». En me parlant de ce rêve il me parle de lui comme d'un enfant (c'est la première fois qu'il rêve ainsi de sa mère et que son père apparaît). Il me rappelle qu'il est né de façon dramatique : hémorragies et forceps. Il y a donc eu un traumatisme crânien à la naissance. cette impression d'être un enfant, ce traumatisme crânien et les ballonnements me font choisir une ombellifère, *cicuta virosa* (d'autant plus que la pulsation de l'orteil indique éventuellement *asa foetida*, une ombellifère qui ne l'a pas vraiment aidé). le résultat est étonnant et l'amélioration durable.

D'autres remèdes homéopathiques ont une problématique différente, quoique apparentée. Ce n'est pas qu'ils se
sentent comme des enfants, c'est plutôt qu'ils n'existent
pas en tant qu'individu ou qu'ils ont du mal à exister car
leur problème est celui de l'identité. Ce sont des médicaments qui n'arriveront pas ou parviendront difficilement
à traverser ce chapitre de l'autonomie.

• *Capsicum annuum* est le médicament de la nostalgie
du pays, le remède de l'exil. Il se sent étranger. Il y a
nostalgie du clan avec refus de l'environnement. Dans la
plupart des cas il semble qu'il fasse tout pour s'opposer
aux autres, particulièrement pour avoir une opinion
différente des autres, comme s'il avait la hantise d'être
absorbé par l'autre. Il lui faut absolument prouver son
identité en s'opposant à l'autre, à l'étranger. Il marche sur
une crête : soit il est dans l'autre et n'existe pas, soit il
est contre l'autre et existe en tant que différent de l'autre.
D'où sa vérification identitaire compulsive : il vérifie en
permanence qu'il n'est pas l'autre. Ce n'est qu'en étant
étranger à quelque chose ou à quelqu'un qu'il a une
identité.

• Dans son parcours vital, *Carbo vegetabilis* a une
problématique du *pneuma*. Son souffle vital le
préoccupe. L'air de son corps est désordonné, au point de
créer des ballonnements. Il a besoin d'air pour activer son
énergie. Il se sent asphyxié dans un milieu qui l'étouffe.
Il est à l'agonie.

• Dans *Carbo animalis*, la peau ne joue plus son rôle de limite de l'individu. Les barrières n'existent pas, elles ont brûlé, l'individu est consacré à l'autre. Il s'y consume. Je suis *moi-l'autre*. Il n'a pas de chez soi, de moi, de repères.

• *Lithium carbonicum* se sent incapable d'exister indépendamment de quelque chose ou de quelqu'un. La séparation lui est insupportable. Il lui faut être en relation[152].

• *Hura brasiliensis* se sent isolé, rejeté du groupe. Son seul désir ? celui d'adhérer au groupe. C'est une plante à latex, utilisée dans la lèpre, une maladie d'exclus[153].

----------------------- **EN PRATIQUE...** ---------------------

→ Je vois en une femme de trente cinq ans, femme de militaire, tahitienne. elle présente une surcharge pondérale : elle semble assez molle, la chair assez pâle. elle a bien quinze kilo de superflu. elle s'ennuie dans son milieu, loin de son île. elle ne semble pas avoir de désir particulier, très nonchalante. elle a une fâcheuse tendance à boire de l'alcool. Devant ce tableau, je prescris *capsicum annuum*. elle a perdu dans les quelques mois qui ont suivi plus de dix kilos avec une amélioration générale.

→ Mme x donne naissance à son fils en juillet. l'allaitement est tout de suite un calvaire avec des douleurs piquantes dans les seins, des douleurs brulantes des mamelons aggravées quand l'enfant prend le sein, mais qui durent une heure après la tétée. le mamelon est hypersensible au moindre contact. les traitements allopathiques se sont avérés inefficaces. elle dit qu'elle est dépressive depuis l'âge de quatorze ans et traitée depuis par antidépresseurs. « J'ai besoin de repères dans ma vie, je ne supporte aucun changement car le changement c'est la séparation, je suis dans une nostalgie permanente du passé ». *Carbo animalis* règle le problème en vingt quatre heures.

→ une dame très digne de soixante dix huit ans qui a eu une rectocolite trente ans auparavant, soignée à la cortisone. cette maladie s'est exprimée pendant quinze ans et elle a eu une rémission de quinze ans. elle habite Montpellier et une ville du nord. Depuis deux mois la rectocolite revient en force avec des glaires et du sang dans les selles. elle a subi une hystérectomie, une hémi-thyroïdectoimie et a eu un cancer du sein. Sn mari a été fusillé pendant la guerre. Sa mère était un souci plus important pour elle que sa propre personne. elle a fait une carrière militaire. en réalité, elle s'est toujours oubliée et a toujours vécu sans sa véritable identité, en uniforme. *Carbo animalis.*

→ une femme vient pour une allergie respiratoire. elle sort d'une radiothérapie pour un cancer du sein. l'année précédentes, des problèmes l'étouffaient. « Je crains la chaleur ; j'étouffe avec ma veste (dans le cabinet) ». « J'avais l'impression que des gens m'étouffaient ». *Carbo vegetabilis.*

→ un garçon de 9 ans adressé par un psychologue d'une consultation de pédopsychiatrie. Il a un frère et une sœur. Il est extrêmement agité, bouge beaucoup en classe. Depuis un mois il ne s'endort pas avant onze heures du soir. Il lui faut la porte ouverte pour s'endormir. Il est très meneur à l'école : tout le monde le suit. Bagarreur, il veut se mettre en avant. « J'aime bien embêter, taquiner les autres. J'ai peur des piqûres. J'ai peur que les copains m'abandonnent. J'aimerais changer de maître, changer le personnel de la cantine. J'ai fait un cauchemar : il y avait des gens avec des têtes coupées (il n'y avait que les têtes) ». *Hura brasiliensis* (choisi en particulier sur ce rêve).

→ un femme vient consulter pour des migraines (deux par semaine), une fatigue chronique, un problème de colopathie et une dépendance à l'alcool qui la préoccupe (sa consommation n'est pas excessive, mais il y a des antécédents d'alcoolisme dans sa famille. Deux de ses frères sont décédés suite à un problème d'alcoolisme). elle est mariée avec un homme qui passe tout son temps au travail. elle sait qu'elle n'a pas été désirée par sa mère qui a essayé d'avorter. « C'est comme si mes pulsions destructrices dans la dépendance étaient une façon de prolonger le geste de ma mère ». Elle a des phobies de lieux fermés, ou d'endroits sans sortie possible (comme une autoroute). Il semble que son expérience du ventre maternel n'a pas été des plus sécurisantes ! elle a peur du regard de l'autre. elle a des relations sociales difficiles. la migraine est précédée la veille d'une fatigue intense. elle est réveillée à cinq heures du matin par la douleur. parfois, la douleur commence au dessus de l'œil droit, irradie à tout le coté droit de la tête. parfois, la douleur est en casque, très intense au niveau des yeux, avec irradiation à la mâchoire. Il y a bien sur des nausées et des vomissements. Il y a une intense photophobie. « J'ai un problème global de dépendance : alcool, tabac, *Prozac..* » ; « c'est pareil au niveau affectif ». Elle a fait de multiples thérapies. la dépendance ? « c'est comme une mise sous tutelle. J'ai besoin de l'autre pour me protéger de moi-même ». « Je n'arrive pas à construire ma vie ». elle dit : « quand je suis seule avec moi-même, je n'existe pas ». *Lithium carbonicum.*[154]

AUTONOMIE

on raconte...

L'histoire de David et de Goliath est connue. Le géant Goliath mit l'armée d'Israël au défi et voulut lors d'un combat singulier vaincre l'ennemi. David, jeune berger accepta le défi. David jeta une pierre avec sa fronde en plein front de Goliath qui tomba à terre, puis il coupa la tête du géant. Ce fut le triomphe du petit contre le grand, de la ruse et de l'intelligence contre la brutalité frustre...

« UNE MINUTE DE BON SENS »
DU dr. GRANULE...

Là où le dr. Granule décrit le remède
lycopodium clavatum.

L'homéopathie connaît une plante qui évoque David est *lycopodium clavatum*[155] qui est une plante cryptogamique[156] de la famille des lycopodiacées. C'est une grande mousse d'où s'élèvent des pédoncules ronds portant à leurs extrémités deux petits épis cylindriques, géminés, composés de capsules réniformes à deux valves ; les spores contenues dans ces capsules forment la poudre de lycopode, de couleur jaune pâle, fine, très légère, et extrêmement inflammable ; les artificiers l'ont employée sous le nom de *soufre végétal*[157]. Les rameaux renferment des spores qui constituent la poudre de lycopode. Cette poudre flotte sur l'eau, elle est employée dans l'intertrigo.

Sur le plan étymologique *lycopodium* signifie « pied-de-loup », patte de loup, griffe de loup. Le latin *clavatus* signifie : garni de clous, ferré, qui a des rayures. *Clava* signifie : massue ou rejeton d'un arbre. C'est l'herbe aux massues, le soufre végétal.

L'appellation de « *petit pied* » ou « *petite patte* » serait liée à l'aspect des jeunes rameaux qui peuvent évoquer la patte de loup. La mention du loup est importante car certains aspects de cet animal correspondent à des symptômes déclenchés lors de la pathogénésie du médicament. C'est frappant lorsque l'on compare la vie et les mœurs du loup à la matière médicale homéopathique du remède. Cette confrontation permet de constater que certains symptômes homéopathiques ont une correspondance dans la forme de la substance. Nous sommes alors en présence de véritables symptômes symboliques archétypaux de la substance[158].

Le *loup* est un mammifère de la famille des canidés. On ne sait pas exactement à quelle époque le *canus domesticus*, le chien, s'est différencié du *canus lupus*. Le loup est plutôt sédentarisé sur le territoire où il vit avec sa femelle. Il peut rayonner sur de grands espaces. Le loup s'est répandu dans la plupart des régions, sauf dans les régions trop inhospitalières. C'est un animal doué d'une capacité d'adaptation remarquable, sans doute la capacité la plus proche de l'espèce humaine, ce qui en a fait un concurrent direct pour l'homme. Voici un siècle, le loup était le mammifère le plus répandu qu'on ait jamais connu au cours de l'histoire. Redoutable parfois mais timide et craintif, il a été persécuté, décimé, chassé des villages et des campagnes. Il s'est replié vers des régions plus inaccessibles, où l'homme n'habite pas.

On a parlé d'enfants loups, c'est-à-dire d'enfants élevés par une louve, ce qui représente un fait exceptionnel[159]. Le loup a tellement été assimilé à l'homme que la *lycanthropie* ou croyance au *loup-garou* a été extrêmement vivace dans la plupart des civilisations[160]. Le loup-garou est dans nos contrées un des seuls témoins d'une possible transformation par sympathie entre l'espèce humaine et l'espèce animale. On connait l'existence, dans l'imaginaire africain, de telles métamorphoses entre l'homme et d'autres êtres vivants. On a là sûrement la réminiscence d'une tradition préhistorique ancrée au plus profond de notre inconscient collectif. Le loup-garou représente certainement une projection dans notre conscient de peurs inconscientes du conflit qui existe entre humanité et animalité. La constatation, dans notre inconscient collectif occidental, de la présence quasi obsédante du loup, particulièrement dans l'imaginaire de l'enfant, accentue son importance dans les profondeurs de notre inconscient. Il est possible que pour d'autres civilisations, un autre animal le détrône, mais dans les rêves de l'enfant, dans les contes, dans les jeux[161] de nos pays, la présence du loup est constante. On peut même s'en étonner lorsque l'on prend conscience de la place dérisoire du loup dans notre vie quotidienne et de la difficulté à conserver quelques espèces dans nos campagnes[162]. On peut affirmer que cette présence demeure bien au delà de l'enfance. Malgré l'avènement de toutes les nouvelles formes mythologiques (extraterrestres, machines intelligentes, cerveaux surhumains, animaux préhistoriques, etc.) le loup reste une valeur sûre qui est transmise régulièrement de génération en génération. On voit même resurgir la peur inconsciente du loup que certains voudraient encore exterminer des quelques réserves où ils sont protégés sous prétexte de dégâts extrêmes qu'ils pourraient occasionner. Certes il doit y avoir nuisance, mais on peut se demander si notre inconscient collectif ne vient pas amplifier la crainte bien légitime d'un animal sauvage.

Le loup est un animal du bestiaire fantastique à l'agressivité dévorante. Il n'est pas le seul animal agressif : les animaux à sang froid (requins, crocodiles, piranhas), peuvent aussi engloutir et dévorer à belles dents, mettre en pièces (mais ces animaux semblent plus éloignés de notre humanité). Bien sûr on peut citer de nombreux animaux à sang chaud, comme les lions, les tigres, panthères et bien d'autres, qui sont capables de dévorer. Comparativement au loup, le lion représente une affirmation royale. Le lion fait partie de notre imaginaire traditionnel[163], mais on peut affirmer que dans nos régions il n'a pas l'importance du loup. Le loup, comme les autres animaux à sang chaud, se situerait à la frontière du domaine de la psychose dont il interdirait l'accès[164].

Une des notions les plus marquantes dans la vie du loup semble la recherche et l'acquisition du territoire[165], avec la différenciation des générations et des sexes. Certes ces notions sont communes à la plupart des espèces, mais elles paraissent particulièrement fondatrices chez le loup. On pourrait évidemment étudier et souligner ce rôle chez le lion, l'ours ou même l'éléphant. Rapidement la notion de hiérarchie commence à apparaître chez les jeunes loups. Ils se mettent à jouer, parfois de façon vigoureuse. Chacun tente de mordre le cou de l'autre afin de déterminer la hiérarchie[166]. Bientôt les places des dominants et des dominés sont attribuées et acceptées. En bon canidé, le loup délimite son territoire en urinant. Les loups dominants mangent en premier et les dominés attendent pour manger à leur suite. La notion de rang peut être remise en question si l'un d'entre eux est malade ou blessé. Lors d'un combat ou d'un jeu, le loup perdant se roule sur le dos et expose sa gorge, en signe de capitulation et de domination du vainqueur. Un loup handicapé ou blessé perd son rang dans la hiérarchie. Si l'animal déchu se rétablit, il est alors obligé de reconquérir son rang dans le groupe[167]. Ainsi voit-on que pour le loup la notion de loi du loup dominant est fondamentale. Elle se fait à travers la reconnaissance des générations, de l'autorité et aussi à travers l'acceptation d'une hiérarchie et d'un ordre sexuel.

Le jeune humain qui découvre le monde doit passer par le stade de la séparation de l'enfant et de sa mère, pour s'autonomiser. Cette castration se situe à confluence, telle une négociation toujours renouvelée sur le fil du rasoir, de l'énergie de l'enfant, de l'amour, de la faiblesse des parents, du poids du devoir et de l'éducation, un dosage entre les pulsions infantiles, les limites imposées par l'éducateur, la considération de l'enfant en tant qu'être autonome, la possibilité de symbolisation et des sublimations possibles par le langage. Ainsi arrive le stade du « moi tout seul ». L'enfant veut monter seul, manger seul, s'habiller seul, descendre seul les escaliers, il dit « non » à tout bout de champ. Il y a aussi les problèmes d'acquisition des sphincters, du pot. Un mauvais tournant pris lors de cette étape peut provoquer des dysfonctionnements du transit si communs à *lycopodium*. Ce stade de l'acquisition du *moi* est perturbé chez de nombreux remèdes : *capsicum* et sa recherche identitaire à travers un « non », *rhus toxicodendron* avec son obsession du mouvement et, naturellement, *mercurius*, le mouvement continuel qui ne trouve pas de limites. C'est bien le problème des limites qui se pose. Dans son exploration de l'univers environnant, l'enfant découvre l'espace mais il cherche aussi les limites, les interdits (justifiés et constructifs) que va dicter la personne exerçant auprès de lui la fonction éducatrice. C'est à la fois castrateur mais rassurant car structurant. Bien entendu une castration arbitraire, égoïste ou écrasante aurait un effet aussi désastreux que l'absence de castration.

Ce que l'on appelle « le stade de l'*œdipe* » est certainement souvent très présent dans les cas *lycopodium* rencontrés. Il va permettre l'autonomie sexuelle par le sacrifice du retour irrésistible vers l'endogamie [168]. Le garçon veut épouser sa mère. Le père intervient et va s'interposer pour imposer à son fils la castration indispensable, base de l'exogamie ; ainsi se doit-il de poser la limite qui fait qu'un fils aime sa mère comme un fils et non comme le ferait son père. Les limites des sexes et des générations sont ainsi posées [169]. La carence du père serait extrêmement préjudiciable. Le garçon peut resterait bloqué toute sa vie dans une situation où il lui serait impossible de faire le sacrifice de l'objet maternel, où il devrait évoluer dans une très grande difficulté à accéder à la femme [170]. La fille peut aussi vouloir se marier avec sa mère Quant au père, si elle se mariait avec lui, il resterait son papa mais il serait aussi le père de ses enfants. Tout resterait dans la famille. Là encore l'attitude du père est fondamentale. Le père se doit d'établir de la distance et bien montrer où se situe le couple pour ne laisser subsister aucune ambiguïté. Une attitude violente, ou l'absence de la fonction paternelle auront là aussi une répercussion désastreuse sur la jeune fille qui risquera de rester fixée sur une image paternelle idéale, ou de fuir toute approche masculine du fait de sa projection négative.

Le petit humain chemine ainsi pour prendre possession de son territoire et conquérir son indépendance. Le cheminement vers l'individuation du *moi* passe par les étapes difficiles de la confrontation à l'autre, à la sexualité, aux différences de générations. Ce parcours est jalonné de renoncements, renoncements aux pulsions irrésistibles qui le retiennent à sa famille, alors qu'il se sent attiré par l'extérieur. Le comportement du loup illustre bien ce voyage vers l'indépendance au sein du tissu social. Il semble bien s'inscrire dans le médicament *lycopodium*, le bien nommé, la mousse pied-de-loup.

En définitive, *Lycopodium* a peur de ne pas occuper son territoire, il cherche à consolider son territoire ; seule la domestication du territoire rend possible le passage de l'état sauvage à l'état social. *Lycopodium* est centré sur une autorité mâle ; il se veut le centre de la famille, a l'autorité du géniteur, incarne la force masculine, se veut le père, le chef, s'imagine une autorité irrésistible. Le devoir filial est son point fort (ou faible). Les sujets *lycopodium* sont brillants intellectuellement mais faibles physiquement, peureux, lâches, coléreux, autoritaires. Le thème récurrent du père et de son rôle castrateur et central dans l'autonomisation du sujet nous conduit à nous rappeler l'histoire du Petit Chaperon Rouge en étudiant *lycopodium*.

On peut considérer que la problématique évolutive de *calcarea carbonica* est concentrique, un peu comme une poupée russe centrée sur son intérieur, alors que celle de *lycopodium* est plus d'ordre hiérarchique, basée sur les différences de hauteur dans les niveaux de la hiérarchie (en escalier). Le déroulement de la vie de *lycopodium* ressemble à un damier[171], une sorte d'échiquier, d'arène, où vont s'affronter deux protagonistes, le père et l'enfant, le grand et le petit, le vassal et le souverain, l'ombre et la lumière, le yin et le yang, le masculin et le féminin. L'échiquier symbolise le théâtre de ce combat, sur soi même et sur les autres, à la conquête d'un territoire, pour faire échec au roi.

Là où il est dit que *lycopodium* cherche son territoire ...

1 – L'ANGOISSE DE *LYCOPODIUM*.

Fondamentalement, *lycopodium* a peur, **peur de ne pas avoir de territoire**. Cette peur peut s'exprimer d'abord au plexus solaire, localisation de toute la vitalité du sujet[172]. Cette peur peut avoir des objets : les autres, le soir, la solitude, etc. Lycopodium a le plexus solaire noué. Il a la peur au ventre. Il s'agit la plupart du temps d'une angoisse indéfinie, d'une peur sur laquelle il ne met pas de nom, un manque de confiance fondamental. Il ressent une grande anxiété au creux de l'estomac, sans pensées particulières. Cette angoisse est doublée d'une peur des autres, surtout lorsque quelqu'un l'approche. Si les gens s'en approchent, le sujet *lycopodium* est immédiatement pris d'anxiété au creux de l'estomac[173]. *Lycopodium* a peur du noir. Le petit *lycopodium* est craintif le soir. On peut le confondre parfois avec *causticum* à l'esprit souvent volontaire mais dont la sensibilité et la compassion vis-à-vis d'autrui le différencie. Il a peur d'aller au lit le soir, il est saisi de peur dans l'obscurité, quand une porte qu'il désire ouvrir offre une résistance[174]. *Lycopodium* redoute la solitude et a le désir de compagnie. Cet être qui, par moments, peut paraître sûr de lui a un manque fondamental de confiance en soi, un manque d'estime de soi, qu'il devra toute sa vie compenser par une attitude de recherche de l'autre et de domination sociale. *Lycopodium* a peur de l'échec, comme le loup et le chien qui ne sont pas des êtres ayant naturellement confiance en eux. C'est sans doute ce qui différencie le loup du lion, beaucoup plus sûr de lui, le « roi des animaux ». Le sujet *lycopodium* a une sorte de doute intérieur qui fait qu'il peut se sentir faible et vulnérable (on peut le confondre avec *silicea*). Il manque de confiance dans ses propres forces. Ce manque de confiance s'accompagne d'un sentiment de culpabilité : il a l'impression d'avoir négligé son devoir. Un avocat, par exemple, remettra une plaidoirie jusqu'à ce qu'il ne puisse plus faire autrement, de peur de n'être pas capable d'être à la hauteur de sa tâche ; cependant, une fois qu'il a commencé, il continuera facilement[175]. Nous trouverons chez ces patients une peur constante que les autres ne découvrent la vérité au sujet de leur faiblesse intérieure[176]. Ce manque de confiance le ronge au point qu'il se sent coupable de négligence. Il a l'impression d'avoir négligé son devoir. Il est coupable, en particulier d'avoir voulu usurper une place, la place du père, la place du chef, ou d'avoir voulu la posséder, sans l'avoir méritée, car il pense ne pas en avoir la capacité, bien qu'elle soit son désir le plus cher. *Lycopodium* a peur de tout. Il ressent une si grande angoisse et une si grande faiblesse qu'on le croirait proche de la mort.

2. LA COMPENSATION DE *LYCOPODIUM*.

Lycopodium va compenser pour résister à ce sentiment de manque de confiance et à cette insécurité. Il va essayer de délimiter un territoire qui, sur le plan intérieur, va correspondre à une recherche active d'identité et, sur le plan extérieur, à une tendance très nette à occuper l'espace qui l'entoure. Cette activité sera nette à un niveau plus intellectuel que physique. La recherche du territoire identitaire chez *lycopodium* passe essentiellement par la parole et par l'intellect[177],

192

alors que les canidés délimitent leur territoire au moyen de leur urine et de leurs fèces. Il y a symbolisation par le langage plutôt que par le corps qui n'est pas le point fort du remède. *Lycopodium* n'est pas un grand bricoleur .

Il ne faut pas lui « marcher sur les pieds ». Outre le fait qu'il peut avoir une grande autorité comme nous le verrons, il a un sens inné de son territoire. Les enfants *lycopodium* défendent avec beaucoup de conviction leur chambre, surtout lorsque les petits frères ou les petites sœurs viennent y mettre les pieds. On trouve aussi le remède dans les cas de disputes entre voisins pour des problèmes de clôture, des frictions dans les familles pour des questions d'espace ou d'autorité.

Le loup s'exprime dans *lycopodium*, comme il pourrait être exprimé par la bouche du Petit Chaperon Rouge.

Comme tu as une grande gueule !. *Lycopodium* a peur de ne pas avoir la *puissance.* Il va donc tout faire pour se construire un personnage puissant, influent, une *grande gueule.* Il a peur de ne pas avoir la puissance suffisante, un peu comme *zincum metallicum*[178] dont on peut le différencier. *Lycopodium* ne veut pas la puissance en première intention, ce qui l'intéresse c'est son territoire ; évidemment, la puissance peut parfois en découler. Il veut être le chef, c'est une notion de hiérarchie et non une notion de puissance. On rencontre souvent *lycopodium* dans le cas d'un enfant aîné qui voit naître un cadet. On peut le confondre dans ce cas avec *lachesis*, le serpent possessif, car cette naissance est un drame absolu pour l'aîné, aussi violent que l'adultère ou la tromperie dans un couple d'adultes. *Lycopodium* est un beau parleur, ce n'est pas quelqu'un de physique. Il est brillant en société[179]. Évidemment, l'agent de la parole et la gorge seront facilement affectés. On connaît le hurlement des loups ! Sa langue s'agite, de même que les canidés tirent souvent la langue ou la laisser pendre. La langue de *lycopodium* oscille d'un côté à l'autre comme un pendule (*cuprum* et *lachesis*). Le loup laisse pendre sa langue exposée à l'air pour rafraîchir son sang. Le langage est un élément extrêmement important chez *lycopodium*[180]. C'est un grand remède d'angine. Il présente une angine à droite, de droite à gauche, améliorée en buvant chaud. Il a la colère dans la gorge. La parole du chef reste bloquée dans la gorge. *Lycopodium* peut être de très mauvaise humeur et irritable. Il ne peut supporter la moindre opposition, la moindre contradiction, et il a du mal à contrôler son humeur. Cette mauvaise humeur est très caractéristique au réveil et lors d'une maladie aigüe.

Comme tu as un grand nez !. L'odorat est extrêmement important dans la vie du loup. Il possède un odorat très développé et peut flairer une proie très distante. L'odorat est un élément fondamental de repère, de mise en place du territoire, de défense. *Lycopodium* a tellement gardé cette fonction de l'instinct rhinencéphalique qu'on peut voir *battre ses narines* (battement des ailes du nez). Il présente une hypersensibilité de l'odorat. Tout l'appareil ORL est atteint, particulièrement à droite : nez bouché à droite, sinusite droite.

Le Petit Chaperon Rouge pourrait ajouter : **comme tu as un grand zizi** !. Le désir sexuel de *lycopodium* est augmenté. Le sujet recherchera des situations où il pourra prendre son plaisir sans avoir à faire face à ses responsabilités. Le sujet recherche la satisfaction sans s'impliquer[181].

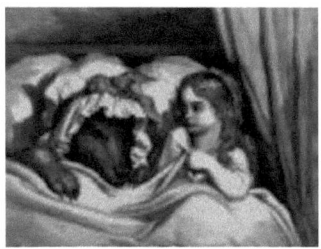

Comme tu as de grandes dents ! Il n'est pas rare, chez les sujet *lycopodium*, de trouver une faim canine, certains sujets parlent même d'une faim de loup. *Avoir une faim de loup* est une expression encore fréquemment utilisée de nos jours. Ce dicton s'explique aisément lorsque l'on se trouve avec des loups. Il suffit de voir avec quelle voracité ils déchirent et avalent les morceaux de chair pour se rendre compte de l'origine de cette fameuse faim[182]. *Lycopodium*, s'il peut chipoter, est également un dévoreur. Nous avons vu et nous verrons à quel point le thème de la *dévoration* est important dans le remède. *Lycopodium* peut présenter un appétit excessif suivi de distension abdominale ; la faim peut même revenir rapidement après avoir mangé bien que l'estomac et le ventre soient pleins et tendus. Il cherche la satisfaction rapide et est vite rassasié. Il a le désir d'huîtres (l'huître peut symboliser la fécondité), mais il est aggravé par les huîtres[183], il a le désir de sucreries. Les excès alimentaires seront responsables de dysfonctionnements et de surcharges, tels la constipation ou les calculs biliaires et rénaux, témoins d'un stade déjà décompensé. Il présente alors des ballonnements, de la constipation, et en particulier un curieux phénomène : un bouchon de selles dures suivi d'une émission liquide. C'est un médicament de calculs biliaires et rénaux.

Comme tu as de grandes jambes ! On va trouver un type de *lycopodium* extrêmement actif, amélioré par les occupations, impatient et pressé. Il se dépêche, il a de la hâte et est hyperactif. On imagine le petit chef de bureau, facilement hargneux et aboyeur, qui presse le mouvement. Le mouvement peut l'améliorer. Il présente des douleurs améliorées par le mouvement.

3. LA DECOMPENSATION DE *LYCOPODIUM*.

À force de vivre sur la pointe des pieds pour se grandir, *lycopodium*, s'il insiste trop et dépasse les limites de son énergie, va tomber et sombrer dans une sorte de marasme.

Il ne veut plus voir personne, ne supporte plus personne. Cette énergie dépensée à la recherche de l'affirmation de lui-même va conduire le sujet à une décompensation qui le laissera craintif des autres, ne supportant plus personne, découragé, à la limite de renoncer à ses acquis, voire même d'être spectateur de la ruine de son royaume auquel il tient tant. C'est une déconfiture totale qui va s'abattre sur lui, le laissant dans un état catastrophique de dénuement et de frustration. Il va alors se mettre à craindre les autres. Il devient misanthrope. On le voit solitaire. Il désire être seul. Il est triste, découragé et de mauvaise humeur à l'égard de lui-même. Il est hypochondriaque, a l'humeur à se plaindre ; il se sent malheureux. Finalement il est en pleurs. Il peut même sombrer dans une folie religieuse et être saisi d'une frénésie mystique. Il va se décourager, tout abandonner. C'est la déprime. Il ne s'agit pas là d'un renoncement volontaire et assumé, d'un sacrifice accepté pour dépasser sa crise, mais d'un effondrement total.

Là où il est dit que *lycopodium* recherche la loi, un homme de (la) droite ...

1. L'ANGOISSE DE *LYCOPODIUM*.

Lycopodium manque fondamentalement de confiance en lui-même. Il a peur de manquer de *limites*, de *repères*, de *lois*. Cette peur fondamentale rejoint la peur d'être attiré par le parent de l'autre sexe, de ne pas avoir de tutelle paternelle capable de fixer des limites, ou l'énergie nécessaire pour prendre son envol hors du nid de l'enfance. Il s'agit d'une angoisse terrible de ne pas se sortir du terrier primitif ou d'être englouti dans une régression qui pourrait devenir mortifère. C'est aussi la peur de l'inceste, de la plante cryptogame qui se reproduit non par les fleurs (témoins d'une filiation épanouie) mais par des sporanges.

2. LA COMPENSATION DE *LYCOPODIUM*.

Lycopodium est centré sur l'autorité masculine paternelle, il est le centre de la famille, il a l'autorité du père, le devoir filial est son point fort (ou faible). *Lycopodium* sa compenser sa peur fondamentale par une prise d'autorité qui passe par la loi. Le sentiment inconscient de la nécessité d'une instance masculine ou de son équivalent (pour imposer la castration) va conduire *lycopodium* à une inflation de l'autorité. C'est le domaine du père ou de la fonction paternelle. On peut penser à ce stade à d'autres remèdes habités par la notion de loi, de limites, particulièrement à *nux vomica*, à son problème d'équilibre et de justice, à *zincum*, à sa question de la toute-puissance du père, ou encore à *plumbum* avec son problème saturnien des limites et du conflit des générations, à *mercurius*.

L'idée de la loi va l'obséder car il a l'impression de manquer de repères. Il devra se créer un territoire, non pas forcément avec la loi de *nux vomica* qui se situe dans la compensation d'une recherche de l'équilibre, presque au sens légal du terme, mais plutôt un territoire dans un sens de hiérarchie, avec celui qui dirige et dicte le cadre de l'autorité.

On connaît la notion classique de la droite et de la gauche qui symboliseraient le masculin et le féminin. Il faut se méfier de ces affirmations qui assènent des vérités quasi universelles. La géographie des pathologies n'est valable qu'individuellement, car la symbolisation de l'un n'est pas forcément celle de l'autre. Chaque individu est un cas particulier. Néanmoins, on peut dire que dans l'acception classique de l'inconscient collectif de la langue et des symboles, « droit », « droite » sont synonymes d'autorité, de rigueur. De nombreux symptômes de *lycopodium* sont situés à droite : angine à droite améliorée en buvant chaud (parfois froid). La parole du chef reste bloquée dans la gorge comme une autorité prompte à se mettre en colère. La narine droite bouchée est souvent évocatrice de *lycopodium*. Il peut présenter une hernie inguinale droite. La région inguinale hypertrophiée et enflammée marque une hypertrophie de sa pulsion à agir, à procréer. La région inguinale droite souligne une tension dans la zone inguino-génitale, une sorte de surcompensation qui témoigne de la peur du trop peu. Il peut présenter des éruptions, des douleurs souvent situées à droite.

Lycopodium a l'amour du pouvoir, le désir de puissance. Il est connu pour son autoritarisme. Il est dictatorial et parle sur un ton de commande. Mais l'autorité de *lycopodium* n'est pas une autorité royale. Son emblème le loup n'est pas le lion. C'est un animal fondamentalement craintif dont la compensation aura un caractère crispé, nerveux, fiévreux, parfois agressif. Rien à voir avec une autorité majestueuse. Bien sûr l'autorité paternelle est concernée. Il s'agit peut-être du père de famille tel qu'on aime l'imaginer, mais dans bien des cas cette autorité est une fonction paternelle qui pourra être remplie par un éducateur, un oncle, une mère ou toute personne adulte faisant fonction de père.

Lycopodium se sent responsable, il a des devoirs, il a l'impression d'avoir négligé son devoir. Il n'a pas la même impression qu'*aurum* qui est responsable de tout, même du fait que les autres s'éloignent de lui. *Aurum* est un soleil qui ne peut exister que par la coexistence avec son système planétaire. Toutefois, *lycopodium*, lorsqu'il décompense, peut renoncer à ses responsabilités au point d'abandonner ses enfants, comme nous le verrons plus loin. Il est le patron. L'image de ce père idéal, rêvé ou projeté, se trouve dans celle du patron, particulièrement dans le patron paternaliste du XIXe siècle ou du début du XXe.

Il est le patriarche. On pense à cet homme qui avait créé une communauté de lutte contre la drogue et qui se qualifiait du surnom de « patriarche », résumant ainsi bien des aspects positifs et négatifs de cet archétype.

...dr. GRANULE

oui, mais que dire de plus sur *lycopodium* ?

Cette image, cet imaginaire de la bête redoutable capable de croquer les petites filles, les enfants, les humains, atteint des sommets, en particulier avec l'histoire de la Bête du Gévaudan. L'histoire de la Bête du Gévaudan, qui tua plus de cent personnes au XVIIIe siècle, illustre cet aspect terrifiant du loup. Il y a certainement une vérité au fond des récits de l'époque, mais l'imagination de l'inconscient collectif a vraisemblablement ajouté des aspects effroyables à cet animal mythique. Il est un aspect de l'ombre redoutable du père, de l'animus ravageur qui dort dans nos inconscients.

Le caractère dictatorial est un des aspects les plus connus de *lycopodium*. C'est un dictateur, celui qui commande. Bien entendu l'autorité abusive de la loi peut aboutir à une dictature qui est une tentative de résister à ce qui est vécu de l'intérieur comme un danger et une menace par manque de confiance en soi. *Lycopodium* est un remède du **foie**[184]. C'est bien sûr un remède de colère, de passion, d'énergie, de force. Il est aggravé en fin d'après midi, ce qui constitue une grande caractéristique du remède. En fait cet horaire correspond en médecine chinoise à l'activité du rein. Nus connaissons la tendance urinaire du remède et la façon dont les canidés marquent leur territoire. La fin d'après midi est le moment où sa tension compensatoire autoritaire faiblit.

Il est intéressant de noter que le caractère d'autorité se développer inquiétante, mais aussi rassurante par certains aspects et terriblement attirante se retrouve dans la figure de la louve maternelle qui devient un être protecteur, nourricier, mais que l'on doit aussi redouter. On remarquera que le mythe de la louve de *Romulus* et *Remus* est justement celui de la fondation d'un territoire, celui de la ville de Rome.

3. LA DECOMPENSATION DE *LYCOPODIUM*.

Lycopodium va décompenser. Il est aggravé en fin d'après midi. Sa bile va couler dans les articulations et provoquer des rhumatismes[185]. C'est un remède de douleurs articulaires, un remède de goutte. L'appareil digestif réagit au premier plan avec des douleurs à type de colique.

C'est un grand remède du foie et de l'hépatite, de colique hépatique, de jaunisse après une mortification. Cette colère est un échec, un échec de son autorité, qui n'est pas vraiment naturelle, ni royale, mais qui est une autorité un peu crispée, celle de quelqu'un sur le qui-vive. En réalité s'il est en colère, c'est qu'il échoue dans la puissance virile. *Lycopodium* décompensée n'a plus la maîtrise de son territoire et de son autorité. Il a perdu la droite. Il peut même présenter une hémianopsie verticale, il ne voit pas la partie droite des objets.

Curieusement, à ce stade, il peut avoir l'impression d'être un enfant. C'est à ce moment de régression qu'il peut abandonner ses enfants, soit parce qu'il est lui-même un enfant, soit parce que ses enfants ne font plus partie de son champ de vision, ou encore parce qu'ils font obstacle à sa dynamique. Il abandonne ses enfants (lui le responsable, le chef !). *Lycopodium* peut ne pas aimer ses propres enfants et peut même les fuir. La décompensation de *lycopodium* l'amène à renoncer à ses devoirs fondamentaux. Ce père va abandonner ses enfants. Il ou elle peut avoir une aversion pour ses propres enfants.

Si la Loi est transgressée, il y a possibilité de passage à l'acte. La problématique incestueuse peut survenir dans la phase décompensée. C'est un dévoreur d'enfants (comme Saturne, le plomb). Gare aux petites filles, dirait le Petit Chaperon Rouge !

Là où il est dit que *lycopodium* veut être grand...

1- L'ANGOISSE DE *LYCOPODIUM*.

Lycopodium a peur d'être petit, de rester petit, de devoir regarder le monde en levant la tête. Sa peur fondamentale est celle d'être faible et petit, d'être un petit enfant. Comme nous l'avons déjà vu, il a l'impression d'être un enfant. Il ne me sent pas de sa génération. Il se sent enfant, ou bien trop vieux car les autres sont des enfants ; il est décalé par rapport à sa génération.

2- LA COMPENSATION DE *LYCOPODIUM*.

Le garçon a le désir de s'identifier à son père. Les enfants veulent imiter les parents. Il s'agit bien là du processus d'imitation si cher à la nature, un processus qui permet l'apprentissage et l'accès à la vie. On imagine que *lycopodium* va mettre des hauts talons. Il a tellement envie de voir le monde au même niveau que les autres, et même plus haut que les autres qu'il va tout faire pour se rehausser. On l'imagine assez bien comme un petit roquet, avec des talons hauts, capable de chanter sur une scène de music-hall, toisant de façon assez hautaine le public qu'il a conquis avec l'énergie de ceux qui se sentent défavorisés au départ. On a l'impression qu'il va aboyer ! Il est vrai que *lycopodium* est une plante rampante qui s'allonge parfois loin sur le sol puisqu'elle peut atteindre une longueur d'un mètre et parfois plus. De petits rameaux essayent de lever la tête du sol : ils atteignent cinq à vingt centimètres, c'est-à-dire une hauteur assez modeste par rapport à la longueur de la tige qui court sur le sol. C'est donc une plante qui occupe un important territoire, mais qui a une certaine difficulté à prendre de la hauteur ; c'est d'autre part une plante dont la croissance est très lente. Il occupe un terrain considérable mais reste petit. On peut imaginer le petit *lycopodium* n'arrivant pas au niveau de la table ; il faut lui mettre sous les fesses un coussin qui le rehausse, ou bien il se mettra sur un support un peu haut pour atteindre le comptoir dans les magasins. Il rêve de voler. Ce rêve, assez banal en soi, souligne bien la problématique du remède. Il veut voir le monde d'en haut. C'est tout le problème de l'enfant qui demande à être monté pour voir le défilé, pour dominer la situation, pour être comme ses parents, comme les adultes, qui demande à monter sur les meubles, qui grimpe sur les arbres. Certains veulent grimper pour s'isoler, pour rêver, ce n'est pas le cas de *lycopodium*. Il compense sa petitesse et marche mentalement sur la pointe des pieds. Il prend tellement de la hauteur qu'il en devient hautain. Il devient présomptueux, fait des reproches aux autres. *Lycopodium* à ce stade se sent grand, il ne supportera aucune contradiction[186] et il voudra tout faire seul. Il veut absolument faire la différence entre les générations, il refuse de rester petit. Il va choisir une compagne ou un compagnon plus jeune pour affirmer sa différence et ainsi pouvoir dominer.

Lycopodium rêve de géant (comme *belladona*). Il s'agit bien là d'un rêve qui exprime sa problématique. *Lycopodium* va compenser sa sensation de petitesse en projetant un combat de David contre Goliath[187], qu'il va évidemment gagner grâce à sa ruse et à son intelligence. On pense à *belladona* qui rêve d'être poursuivi par un géant certainement plus évocateur de la puissance maternelle (les deux remèdes ont de nombreux thèmes communs).

Comme tu as une grosse tête ! Lycopodium a le sommeil plein de rêves de travaux et d'études, plein de rêves d'affaires très agités. C'est un hyperactif, qui ne délègue pas, qui veut être premier en classe, un cérébral. Il est énervé, d'humeur industrieuse le soir, sans persévérance, changeant de sujet, avec difficulté pour fixer ses pensées et surtout pour accomplir quoi que ce soit[188].

3 - LA DECOMPENSATION DE *LYCOPODIUM*.

Lycopodium décompensé va partir dans le domaine qu'il redoutait, celui de la régression vers la petitesse et la faiblesse. Physiquement il va s'émacier, en particulier sur la partie supérieure du thorax, avec un abdomen qui, au contraire, prendra du volume Il va se rider, se fatiguer, s'épuiser, se tasser. Il va s'angoisser pour sa santé, devenir hypochondriaque. Ses peurs, sa lâcheté vont revenir au galop, il va finir par douter de lui, se sentir nul et minuscule, sans pouvoir et sans grandeur.

Là où il est dit que *lycopodium* doit renoncer à bien des choses...

1- L'ANGOISSE DE *LYCOPODIUM*.

Il y a chez *lycopodium* une grande peur de la **castration**. Non seulement de la castration sexuelle, mais de toutes les castrations jusqu'à la castration finale de la mort. On peut dire que l'individu doit, pour avancer sur son chemin, renoncer sans cesse à une multitude de choses, doit sacrifier la symbiose puis tout ce qu'il va acquérir et accumuler tout au long de sa vie, jusqu'à la mort.. Ces deuils successifs peuvent l'anéantir, comme ils peuvent aussi lui donner une perspective nouvelle. Nous savons que *lycopodium* veut grandir. Pour ce faire il doit passer par la castration.

Il a peur d'être coupé, dévoré, avalé, mais, cette fois, cette peur ne va pas se limiter à la peur du retour à la mère et à la symbiose maternelle, elle va aussi englober la peur de ne pas couper le lien avec la mère, soit par un défaut de distance, soit par une représentation trop violente de la « loi » paternelle qui empêche l'évolution favorable. Nous avons vu plus haut que l'évolution de l'enfant se faisait vers l'autonomie du mouvement[189] et qu'elle était possible et permise aussi à travers l'acquisition de l'autonomie des sphincters. Ces étapes sont accomplies grâce à une symbolisation liée à l'acquisition du langage. L'enfant va acquérir sa première autonomie et va faire l'acquisition du mouvement, cela grâce à l'affection, à l'attention, à la relation et à la parole symbolisante qui semble avoir un pouvoir déterminant puisqu'elle est un vecteur fondamental dans les relations interhumaines qui nous construisent.

Quant à l'*œdipe*, son dépassement permet l'accès à une autonomie sexuelle et évite l'écueil d'une sexualité intra-familiale[190]. L'*œdipe* a lieu en deux temps : le premier au cours de l'enfance, puis après une période de latence il reparaît au cours de la puberté.

L'angoisse est grande de ne pas dépasser ces stades ou de mal les dépasser, soit par un défaut de fonction paternelle, soit par la relation à une fonction paternelle brutale.

Toutes ces périodes sont évidemment des moments cruciaux dans l'évolution de l'individu. Ils peuvent s'exprimer sur l'écran de la symptomatologie d'une manière *lycopodium*, ou encore par un remède approchant. Ces périodes peuvent évidemment faire long feu si la problématique reste enkystée.

2. LA COMPENSATION DE *LYCOPODIUM*.

L'enfant veut faire aussi bien que sa mère ou que son père et il va faire de son mieux pour obtenir son autonomie pour deux raisons : d'abord pour sortir du cocon parental, pour se faire plaisir, mais aussi pour faire plaisir à ceux-là mêmes qui l'élèvent et ainsi obtenir une reconnaissance qui n'est pas sans procurer une jouissance personnelle.

D'abord l'enfant va commence à s'autonomiser par un processus de jeu de miroir grâce auquel il va pouvoir prendre conscience de son existence propre à travers les signaux que son entourage familial va émettre et lui renvoyer. Il s'agit d'un jeu interactif nécessitant de la patience et de l'amour pour qu'il se déroule dans des conditions favorables et débouche sur un avenir équilibré. L'enfant qui jette ses jouets, l'enfant qui marche, qui dit ses premiers mots, jouit d'une reconnaissance admirative qui le stimule. Cela va lui permettre de prendre confiance en lui et d'avancer dans le combat de l'existence.

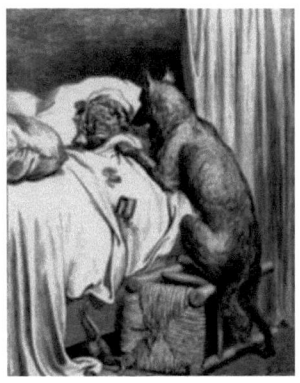

Lycopodium va marcher ! On voit ainsi le petit *lycopodium* s'affirmer dans ses premiers pas d'abord un peu chancelants, puis de plus en plus décidés, quoique jamais téméraires car il ne faut pas oublier son caractère couard.

Lycopodium va parler ! Nous savons à quel point la parole est importante dans l'émergence de la conscience lors du processus d'individuation, c'est-à-dire du processus par lequel un être devient un individu. Il y a prise de conscience du *moi*, ce qui ne peut se concevoir sans une symbolisation passant par des langages (d'imitation) puis par « le langage ». La parole est fondamentale chez *lycopodium*. C'est un beau parleur. Le verbe peut être haut, affirmé, comme nous l'avons vu (il parle sur un ton de commandement). Pour *lycopodium* qui n'est pas vraiment un manuel, il est par excellence l'outil qui permet la préhension sur le monde. Il se crée un monde par la parole et il en prend possession. Par la parole, il va en mettre plein la vue aux autres, c'est le phénomène de la « poudre aux yeux ». En homéopathie, on utilise la teinture préparée avec la poudre de lycopode, le soufre végétal. Cette poudre fine et légère s'envole au moindre souffle d'air et flotte sur l'eau sans se mouiller. Elle s'enflamme et explose avec une lumière vive au contact d'une flamme. On a employé cette poudre au théâtre pour imiter les éclairs[191]. *Lycopodium* est plutôt un intellectuel. En ce sens *lycopodium* peut avoir un faux air de *sulfur*. C'est un sujet capable d'abstraction mais peu pratique. En général ce n'est pas un grand manuel (il existe toutefois des exceptions, surtout si l'activité manuelle est un moyen de domination). C'est un individu à l'intelligence vive, à l'esprit pénétrant, mais de faible développement musculaire. C'est un maigre avec une tendance marquée aux affections du foie. *Lycopodium* est confus à propos des choses quotidiennes, mais il parle rationnellement de choses abstraites.

Le stade de la différenciation des sexes est fondamental car il va permettre un nouveau degré vers l'autonomie. Ce stade de la castration primaire est le stade de la découverte sexuelle entre la fille et le garçon ; elle ne survient en général qu'après trente mois[192].

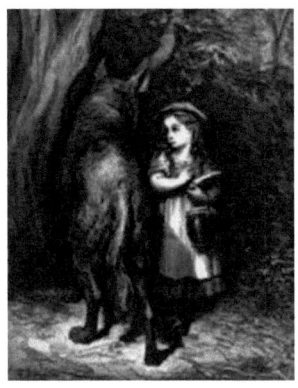

L'un des caractères les plus marquants de *Lycopodium* est sa tendance à séduire, son donjuanisme, qui peut aller jusqu'à l'obsession[193]. Il recherche particulièrement les conquêtes faciles[194]. Il séduit. Il existe effectivement chez *lycopodium* un manque de confiance qui va pouvoir être compensé par une recherche du succès facile. C'est une manière d'augmenter le territoire pour le loup dominant. On pourra retrouver cette tendance dans des remèdes où la reconnaissance, surtout libidinale, est fondamentale : *cuprum*, *palladium*, *platina* et bien d'autres. Il y aura inflation de la tendance à la conquête du territoire sexuel. Il s'agit d'une crispation inflationniste où l'animus de la femme *lycopodium* est tendu, et où l'attitude masculine de l'homme *lycopodium* est dure et agressive.

Il y aura autorité et parfois inceste fantasmatique[195]. Si l'*œdipe* est mal réglé, il y aura possibilité d'inceste fantasmatique où les notions de territoire et de différenciation des générations seront mises à mal. Nous trouverons des hommes qui prendront des femmes paillasse[196] ou des femmes qui prendront des hommes de paille. Ainsi l'honneur est-il sauf, il n'y a pas

209

officiellement de passage à l'acte œdipien mais la situation revient à rester prisonnier symboliquement du parent de sexe opposé. Le conjoint peut aussi évoquer, par son âge, le père ou la mère.

3. LA DECOMPENSATION DE *LYCOPODIUM*.

Il va être difficile de rester constamment dans un tel état de tension et de compensation sur un mode inflationniste de l'*animus* ou le l'*ombre* masculine. C'est une position épuisante car elle manque d'accueil, d'amour et de féminité. Elle ne peut aboutir finalement qu'à la sécheresse crispée d'un mental toujours obsédé par le *faire* et non pas par l'*être*.

C'est un être sec (comme *natrum muriaticum* que l'on peut parfois confondre). Il existe une grande sécheresse dans le remède. La poudre de lycopode est sèche. Elle a été utilisée pour poudrer l'intertrigo des enfants et pour enrober les pilules afin qu'elles ne se collent pas les unes aux autres dans les boîtes[197]. De même que la poudre de lycopode flotte sur l'eau, tout est sec dans *lycopodium*. La peau est sèche, l'eczéma est sec. Il s'agit d'un être sec.

Le *lycopodium* décompensé est sec à tous les niveaux : il peut être avare, il est constipé, etc. Chez lui tout est ralenti.

En bout de course, *lycopodium* a un intellect ralenti. Sa parole devient difficile. Il est confus en lisant, est incapable de comprendre correctement et d'associer les pensées.

Il fait des erreurs en écrivant ; il épelle les mots de manière incorrecte. En écrivant, il utilise des mots erronés, rajoute des lettres, oublie des mots et des lettres, mais il reste conscient de ses erreurs. Il est incapable de lire parce qu'il ne reconnaît pas ou qu'il confond les lettres

Petit à petit, *lycopodium* perd son territoire au point de disparaître.

-------------------------- **EN PRATIQUE...** --------------------------

→ Fernand est un chat sociable qui a changé de maison (ce qui n'est pas rare chez les chats quand la croquette est meilleure chez les autres) : il est arrivé progressivement puis a disparu pendant plus d'un mois. Il déteste être enfermé : il a explosé sa caisse les heures qui ont suivi sa castration. le déménagement l'a perturbé : difficultés pour le mettre dans son panier et stress les premiers jours dans la nouvelle maison. gentil, il aime les caresses mais à petites doses : il lèche puis mordille pour montrer son affection mais aussi pour dire stop. très indépendant, il ne supporte pas les colliers, a du mal à partager son territoire (jalousie ?) : lors de la venue de plusieurs chats, il s'est mis à marquer son territoire comme les mâles non castrés, il est devenu agressif avec les chats et ses maîtres. Il est très gourmand et adore le sucré (confiture, miel et chocolat). Il n'est pas peureux mais s'isole facilement (il va dormir dans le garage), va dans la rue en passant chez les voisins. Bref il a besoin d'un très grand territoire. Il a eu la gale des oreilles, partie avec *lycopodium*. lorsqu'il redevient grincheux, une nouvelle dose remet tout en place.

→ un enfant de cinq ans a eu une sœur un an auparavant. a eu un épisode de selles blanches. Il a eu une laryngite. Il a rêvé d'une bataille avec un petit garçon. Il a fait ensuite une pneumopathie droite avec un épanchement pleural droit, puis une insuffisance rénale avec syndrome néphrotique. Il mange peu, a mal au ventre le matin. Il est râleur le matin. Il veut être très fort : « Je vais faire du judo, il ne pourra jamais me rattraper », dit-il en parlant de son copain. « Ma sœur a un an ; elle ne va jamais me rattraper. Je suis plus grand et plus fort que mon copain. Je gagne la bagarre ». Le copain en question est plus jeune mais plus grand, plus costaud. Il dit qu'il a une faim de loup. *Lycopodium*. un mois après il fait un scanner. tout va bien. l'hôpital a pensé qu'il a été ponctionné ! la moindre odeur l'écœure. Il va à la selle souvent : c'est clair. « Mon copain est plus jeune. Il fait un petit peu le fou, il fait des bagarres. Moi je suis plus fort que lui, je suis fort parce que je mange des courgettes. Je mange des courgettes et des saucisses. Ma sœur va bien, elle a presque un an ; quand elle aura un an et demi j'aurai cinq ans ». Il ouvre ses poings et dit que des monstres en sortent ! *Lycopodium*. quatre mois après : l'hiver s'est bien passé. Il n'est pas encore à l'école à temps plein. parfois il a des selles très blanches pendant deux jours avec inappétence puis tout rentre dans l'ordre. Son copain ? « Il arrête de me gonfler et de me taper. J'ai cinq ans. Il aura cinq ans cet été ». L'amygdale droite est augmentée de volume. *Lycopodium*.

→ un enfant de neuf ans a le nez bouché de façon chronique. Il fait de nombreux cauchemars, il a peur des chiens. les remèdes indiqués par ces symptômes sont décevants. Il a un rêve récurrent : un loup vient lui croquer les jambes. Ce rêve donne de façon cryptée comme un rébus, à la manière ptolémaïque : pied (jambe) + loup = *lycopodium*. le remède était confirmé par une grosse amygdale droite et un caractère affirmé.

→ enfant de neuf ans ; il a perdu son père en début d'année. Il présente une insomnie d'endormissement. Il aime le pain beurré, peut être violent, frappe. Il a peur du noir, des gitans, des loups, des renards. « Les copains m'agressent, se moquent de moi ». Père absent. Il rêve de renard (vulpus = Wolf), de poissons carnivores qui lui mangent les pieds, d'un géant qui le poursuit. *Lycopodium.*

→ un homme jeune souffre de sinusite qui traîne. De nombreux remèdes échouent. un rêve d'une maison à trois niveaux ; il est au deuxième étage ; dans l'escalier, il entend son père qui dit à sa mère qu'il faut tuer les enfants de sang royal ; le père lui court après pour le tuer et lui attrape la jambe droite. Dans ce rêve, il est poursuivi pour être assassiné, il y a conflit avec le père, il désire être le roi et la tendance droite est exprimée. excellent résultat avec *Lycopodium.*

→ une jeune femme souffre atrocement d'une névralgie cervico-brachiale. elle est peu améliorée par les antalgiques. elle vit un enfer. elle a un rendez vous pour une infiltration sous contrôle radiologique. elle a eu un conflit majeur avec son père et sa vie sentimentale est extrêmement mouvementée, comme si elle usait les hommes un peu à la manière des *kleenex*. une dose de *Lycopodium* suffit à régler la situation de sa névralgie.

« UNE MINUTE DE BON SENS » DU dr. GRANULE…

Là où le dr. Granule parle de *mercurius solubilis* …

Le processus de séparation de la symbiose n'est possible

que grâce à un *principe d'individuation* qui pourra arracher l'enfant à une union tenace. Ce qui ne veut pas dire qu'il y aura oubli et reniement de cette symbiose, mais qu'elle pourra être contemplée calmement, avec détachement et que l'évolution de l'individu vers une vie autonome et épanouie sera possible. Ce *principe d'individuation*[198] est représenté pour Jung par l'Esprit Mercure, une sorte de génie, comparable à celui qui se trouve enfermé dans une bouteille comme on le trouve dans les contes. Ce génie ne demande qu'à être libéré comme le mercure alchimique. Il est le processus expansif, le principe volatil qui va permettre l'épanouissement du sujet. Ce principe mercuriel est physique et spirituel, il est le moteur de la transformation d'un stade inférieur à un stade supérieur, il spiritualise. Il représente le processus qui va permettre à l'être qui possède enfoui en soi tout son potentiel évolutif, de cheminer vers son histoire[199].

L'homéopathie connaît le mercure, essentiellement sous la forme de mercure soluble. Hahnemann, avant sa découverte de l'homéopathie, lors de ses travaux chimiques dans l'officine de son beau-père pharmacien, a cherché une forme mercurielle plus apte à se dissoudre dans l'estomac, plus facilement assimilable et donc plus énergétique et plus douce. En 1788, il décrit la préparation du mercure soluble[200].

Là où il est dit que *mercurius solubilis* est insaisissable...

Mercurius désire la relation pure et sans limite, car rien ne peut lui donner forme ni le contenir, comme le vif argent. Lorsqu'on prend du mercure dans la main, on voit que rien ne peut l'arrêter. Il file, roule et court sur le sol, il amalgame les métaux. Il pénètre et s'immisce sans que rien ne l'arrête. Il désire la relation pure et sans contrainte, car rien ne peut lui donner forme ni le contenir, comme le vif argent. Il ne connaît de limites ni vis à vis de la maladie et de la mort, ni des hommes, ni des lois, ni des dieux, ni de l'argent, de l'amour et de la parole. Pour pallier cet état, Mercure va inventer, imposer les outils nécessaires aux relations. S'il n'y arrive pas il deviendra un tyran, un bandit et un révolutionnaire.

Là où il est dit que *mercurius solubilis* n'a pas de limites...

Mercurius ne trouve le repos nulle part. Il a une pulsion irrésistible à voyager au loin. Il veut s'échapper, il fugue.

on raconte Rimbaud et *mercurius*...

Là où Rimbaud, l'homme aux semelles de vent, le *mercure* poète se raconte...

Le mercure est insaisissable. On connaît cette caractéristique du métal. Il est mobile et s'amalgame aux autres métaux. Il est le principe volatil par excellence. Rimbaud, « l'homme aux semelles de vent » (comme Hermès), fut aussi un principe volatil, au delà de toutes les limites, de toutes les attentes, de tous les génies. Lui qui n'avait pas connu la loi du père, qui n'avait connu que la loi arbitraire de la « veuve Rimbaud », semble bien incarner la nature profonde de *mercurius*.

L'errance

Comme je descendais des Fleuves
impassibles, Je ne me sentis plus guidé
par les haleurs ;
...
Libre, fumant, monté de brumes violettes,
Moi qui trouais le ciel rougeoyant comme un
mur Qui porte, confiture exquise aux bons
poètes,
Des lichens de soleil et des morves d'azur ;

216

Chez *mercurius*, les limites du corps ne sont pas déterminées. La peau de *mercurius* est une barrière poreuse et perméable. La transpiration est abondante et n'apporte pas de soulagement ; elle est surtout nocturne, aggravée au début du sommeil, aggravée mouvement, fétide, profuse, huileuse ; elle tache le linge en jaune. La peau démange la nuit, avec une aggravation à la chaleur du lit. Elle est le lieu d'éruptions miliaires, d'urticaire, de furoncles, d'herpès, d'abcès profonds qui saignent, brûlants, indurés sur les bords, purulents, gonflés. Les ganglions gonflent, *mercurius* présente de nombreuses adénopathies inflammatoires dans toutes les aires ganglionnaires (scrofules) dès qu'il prend froid, par temps humide. Il a de grosses amygdales ulcérées, couvertes de fausses membranes, suppurantes et les glandes salivaires enflammées avec salivation visqueuse et profuse. C'est un remède d'abcès, de suppuration, avec une atteinte générale du tissu lymphatique, de la lignée blanche et des défenses immunitaires. Le pus est épais, jaune verdâtre et fétide. Mais les limites sont également dépassées au niveau intestinal, avec des débâcles diarrhéiques, de la dysenterie, des selles sanglantes, visqueuses, verdâtres.

Les limites sont mal posées dans le corps, mais le corps de *mercurius* ne connaît pas non plus ses limites. *Mercurius* est anxieux et change de place de façon agitée... Son agitation persiste toute la nuit ; elle débute le soir et dure jusqu'au matin. Il tremble, avec une grande frayeur à la moindre surprise, tremble de tout son corps, est comme paralysé, secoué par les frissons, avec une faiblesse des genoux.

Décompensé, le sujet *mercurius* devient ralenti, s'immobilise. Il garde le silence et reste au lit.

Là où il est dit que *mercurius solubilis est insaisissable et* n'a pas de loi...

Mercurius semble ne pas avoir été contenu par un environnement d'amour, par l'attention dont il avait besoin. Il n'a pas été guidé et souvent semble avoir manqué d'amour, il a la sensation d'avoir été abandonné. Il a certainement eu de l'amour, mais pas l'amour juste et rassurant qui aurait pu l'aider à évoluer calmement et harmonieusement. Il n'a surtout a bénéficié d'une bonne autorité paternelle capable de le guider. Toute sa vie il va être à la recherche de cette autorité, quitte à la provoquer de mille façons, au risque de la délinquance. On se trouve alors devant le génie de la bouteille prêt à exploser hors de son flacon, tellement il y a est à l'étroit et qu'il s'y sent limité. Nous sommes devant un tableau proche de la dangereuse libération du mercure alchimique. C'est le cas d'un grand nombre d'enfants qui ont manqué d'amour de la part du milieu familial, qui sont nés dans un milieu difficile, défavorisé, violent ou problématique. Cet état peut survenir à la suite de discorde entre parents. Cette absence d'amour, de repères conduit à un manque d'estime de soi, à un manque garde-fous, avec une tendance à l'échec, avec une propension à agir de façon désordonnée, toujours au bord du défi vis-à-vis de soi-même et de l'autre. Rimbaud, homme aux semelles de vent, l'insaisissable a raconté son vécu, celui d'un enfant sans attache, qui a recherché le sublime et une ligne capable de pallier son défaut de cadre structurant de son l'enfance.

→ un garçon de treize ans. Sa mère a quitté le domicile conjugal pendant un an et son père a ignoré totalement sa femme pendant ce temps, puis elle est revenue. l'enfant est en opposition totale avec la famille, en échec scolaire total. Il est dyslexique et a une dysorthographie. Il est extrêmement tyrannique. une famille amie décide de l'adopter pour un an ; elle a un fils du même âge, en quatrième. Il entre en sixième et va mette une pagaille terrible dans la famille. Il n'a aucune concentration ; ne fait attention à rien. Il ne faut pas le contrarier. Il se complet à faire des histoires, à voir les gens se disputer, se fâcher[201]. « Je ne veux pas vivre après quatorze ans ». Il est angoissé et fait des colères fortes. Il bave la nuit. *Mercurius solubilis* l'aide beaucoup.

→ un enfant de cinq ans. les parents sont séparés, la situation familiale est difficile ; le père est infantile, plus jeune que la mère, irresponsable. l'enfant s'enrhume facilement. Il est infernal à l'école et il me menace dans le cabinet : « Je vais tout te casser ». Il bave la nuit. *Mercurius solubilis*. Je le revois : il est doux et presque gentil ; à l'école il est très supportable.

...dr. GRANULE

Pouvez vous nous en dire davantage sur *mercurius* ?

Pour *mercurius* l'amour est impossible. Même lorsqu'il est possible, il est problématique. Il est impossible d'accueillir l'autre, alors qu'il n'a pas été accueilli, à tel point qu'il peut désirer tuer le conjoint qu'il aime !

Bien, mais encore dr. Granule, à propos de *mercurius* et de la loi ?

Mercurius ne supporte pas l'interdit. Un symptôme du remède interpelle : « Il disait des inepties : regarde, voici que tu écrases une mouche dans ta main, alors que tu me l'as interdit (ce qui n'était pas vrai)[202] ». *Mercurius* ne supporte pas l'interdit, la contrainte des hommes, car il ne peut pas comprendre ; il ne connaît pas la loi du père et, sans arrêt, il va inconsciemment chercher une issue, comme une mouche folle dans un bocal, folle de se heurter à des murs qu'elle ne voit ni ne comprend, folle d'être limitée alors qu'elle ne voit aucune limite et qu'elle voudrait tellement savoir ce sur quoi elle bute.

Il ne faut pas oublier que le mercure, *mercurius* a été le remède antisyphilitique par excellence. Pour Hahnemann, en tous cas au début de sa carrière homéopathique, *mercurius* était presque le spécifique de la syphilis. La syphilis est une maladie de l'interdit social, une maladie de l'effraction sanguine d'un germe qui inonde l'organisme très rapidement au travers de la barrière muqueuse, une maladie qui ne connaît aucune limite. *Mercurius* est aussi un remède d'infection urinaire. Le mercure a un fort tropisme pour les voies urinaires, entrainant des néphrites avec albuminurie et œdème rénal.

EN PRATIQUE...

→ une femme a une cystite aiguë à staphylocoques dorés avec un prurit intense du périnée dès qu'elle urine ; elle doit se laver à l'eau fraîche (symptôme très caractéristique de *mercurius*). *Mercurius solubilis* agit très rapidement.

BIEN, MAIS ENCORE dr. GRANULE ?

Mercurius devient audacieux, prend des risques. Ce n'est pas *arnica* qui se croit invulnérable, mais c'est un sujet qui ne supporte pas la contrainte et va aller jusqu'au bout de ses limites (qu'il ne connaît pas d'ailleurs).

EN PRATIQUE...

→ un homme de trente trois ans. c'est le patron d'une petite entreprise. « Je dois aller souvent à Paris et à chaque fois quand je reviens, j'ai la « grippe » et de la sinusite. Il a un passé de cascadeur : escrime, il sautait de voitures en marche, tombait dans les escaliers. la sinusite ; « si je me mouche, c'est bien vert ». « J'écris beaucoup ; science fiction, jeux de rôle ; je joue à Dieu, je crée un monde ». Il fait des rêves littéraires : « l'autre jour, je voyais le texte ». Il supporte mal les contraintes. Il a toujours beaucoup transpiré. Il ne tient pas en place : « Il faut que ça change ». *Mercurius solubilis*.

Mercurius est irritable. Il est très mécontent de lui et de sa situation, il est susceptible et coléreux, querelleur avec tout le monde, veut partout avoir raison, cherche querelle. Il est bagarreur, prompt à la dispute. Il est de mauvaise humeur pendant toute la journée, mécontent de lui-même, il n'a nulle envie de parler ni de plaisanter. Il ne supporte aucune contradiction. La paranoïa le guette. Il est morose et défiant, il traite les gens qui l'entourent presque de façon blessante et les considère tous comme ses pires ennemis[203].

Contre son angoisse, il réagit d'abord de façon constructive, commerciale (Mercure est le dieu du commerce), puis de façon agressive et paranoïaque. S'il ne peut pas communiquer, il va prendre le pouvoir au milieu d'un peuple d'ennemis. Il va imposer sa loi puisqu'il ne peut recevoir la sympathie des autres ; il va forcer cette sympathie. C'est la révolte ! La révolte, la délinquance, la conduite borderline seront les modes d'expression du malaise *mercurius*. L'alcool, la drogue sont souvent présents. L'argent, la violence, les armes peuvent faire partie de la panoplie de *mercurius*. Il sera gangster ou dictateur. Le malade Mercurius sthénique est personnalisé par Alcapone. C'est le remède des gangsters, des chefs de bande, des criminels[204].

→ un enfant de quatre ans vient pour une otite séro-muqueuse. Sa mère a quitté son père à quatre mois et demi de grossesse. le père est toxicomane, très violent (actuellement il est incarcéré). a un moment la mère a voulu tuer le père de son enfant (alors qu'elle l'aimait à priori). l'enfant a peur du noir (son père tirait au revolver pendant la grossesse), il a peur d'être abandonné. Il transpire beaucoup. Il a eu sa première dent à quatre mois et demi. Il bouge beaucoup pendant le sommeil, est très autoritaire, il est très agité en classe. Il se touche beaucoup le sexe. Il casse ses jouets. *Mercurius solubilis* a un effet remarquable.

→ une adolescente de treize ans. elle a très peu connu son père qui était un être sympathique mais qui ne supportait aucune autorité (*plumbum*[205]) ; un jour (nul ne sait exactement pourquoi), il a tué un homme... elle présente une sinusite, avec mal à l'œil. « Je ne peux supporter la professeur de français ». Elle est insomniaque. Devant la problématique paternelle : *Mercurius solubilis*.

→ un jeune homme de vingt quatre ans. Il a des angoisses ; « Je n'arrête pas de réfléchir, ça tourne dans ma tête ». pendant un an, j'ai touché aux acides et à l'extasy. Enfant : « Je n'arrêtais pas, j'étais très remuant, je faisais toujours des conneries. Adolescent je voulais arrêter en troisième ». C'est un casse cou. *Mercurius*. Le traitement renouvelé le stabilise.

Là où il est dit que *mercurius solubilis est insaisissable* ne connaît pas la mesure...

Le mercure peut servir à marquer la température où le temps qu'il fait, dans les thermomètres et les baromètres. Il sert à mesurer, mais comme le chocolat, il est sensible au froid et au chaud. Le mercure est employé pour mesurer la température. Une constitution *mercurius* est exactement aussi changeante que lui et aussi sensible à la chaleur et au froid. Le malade est aggravé par les extrêmes de température, aggravé à la fois par la chaleur et par le froid. Les maux de *mercurius*, quand ils sont suffisamment aigus pour qu'il s'alite, sont aggravés à la chaleur du lit, au point qu'il est forcé de se découvrir ; mais après s'être découvert et s'être refroidi il est à nouveau plus mal[206]. *Mercurius* est très sensible aussi à l'humidité froide.

Mais ce métal qui court si vive sur le sol et semble difficile à arrêter est également marqué par le temps qui passe, le temps horaire. C'est un remède de la précocité. Chez *mercurius*, la dentition, la marche, la parole sont précoces. Sa parole est rapide. Il est pressé, impulsif, agité. Pour lui le temps ne passe pas assez vite.

C'est aussi la substance qui va se fondre aux métaux, le métal de l'amalgame, celui qui fait corps avec l'autre, avec la nature.

Rimbaud nous parle...

> *« Vite, vite, on nous attend, fermons les valises et*
> *partons »*
> *« Je ne compte pas rester longtemps ici »*
> *« Il faut une patience surhumaine dans ces contrées »*

Mais lorsqu'il décompense, il devient lent en répondant aux questions. Il devient un être de la nuit et son aggravation est nocturne : la fièvre, les douleurs dentaires, les douleurs osseuses, sont aggravées la nuit au lit, les douleurs tirent le malade hors du lit. La fièvre mercurielle était connue de ceux qui absorbaient des traitements mercuriels : les sueurs sont profuses et les frissons très marqués (les frissons sont un excellent concomitant du remède *mercurius*[207]). Ainsi la nuit est-elle l'antre infernale de *mercurius* qui y reste éveillé, y souffre et s'y tourmente.

C'est effectivement un tourmenté qui croit endurer les tourments de l'enfer, sans pouvoir s'en expliquer. Il peut aller jusqu'au suicide, avec une impulsion suicidaire en voyant des instruments tranchants, avec peur d'une fenêtre ouverte ou d'un couteau. Il a peur de se blesser si on le laisse seul, peur de se suicider. C'est alors un être de nuit, un ange de la mort. Mercure, (l'Hermès des Grecs), messager de Jupiter et des dieux, porteur d'ailes aux épaules et aux talons, et d'un caducée, symbole de paix, dieu lui-même de l'éloquence, du commerce et du vol, est aussi chargé de conduire les âmes des morts aux enfers. C'est une « Saison en enfer » ...

225

Là où il est dit que *mercurius solubilis est volatil comme l'esprit...*

Mercure, correspondait à Thot en Egypte. Il était lié à la lune et devint dieu du calcul, de la science et des lettres. Il était à la fois créateur du monde et providence divine. On comprend ainsi le caractère de *mercurius*, son intelligence, sa facilité de parole, l'agilité de son esprit. Hermès est le messager de la parole colportée, au delà des limites, au delà des frontières, au delà des airs. Il est le dieu de l'intelligence et de la communication. De ce fait tous les organes de la phonation sont atteints.

...dr. GRANULE

C'est bien dans la bouche que se trouve la caractéristique dominante de *mercurius*[208]. La bouche représente la parole, la communication. *Mercurius* est un être de langage. Mais sa bouche peut être le siège de bien des désagréments : l'haleine est fétide (on peut la sentir dans la pièce), sa salivation est profuse, surtout nocturne, l'enfant bave sur les draps et sur les vêtements, sa langue est gonflée, humide et chargée (elle garde l'empreinte des dents). C'est un malade qui peut sentir mauvais. Nous parlons d'odeurs mercurielles. L'haleine en particulier est très fétide et on peut la détecter en entrant dans la chambre ; elle imprègne toute la pièce. La transpiration est nauséabonde ; elle a une odeur forte, sucrée, pénétrante. La mauvaise odeur se retrouve partout ; urine, selles et sueur nauséabondes ; les odeurs venues de la bouche sont repoussantes. *Mercurius* peut présenter une pyorrhée, avec des gencives qui se rétractent et des dents qui peuvent tomber. C'est un remède d'abcès dentaire, de dents qui se déchaussent, de caries.

La gorge est atteinte également, avec des amygdales rouge sombre, une angine rouge ou érythmato-pultacée, des douleurs aggravées en avalant, en buvant chaud. On peut aussi rencontrer une bronchite, une rhume qui descend sur la poitrine, une toux aggravée couché sur le coté droit, avec une expectoration purulente, jaune verdâtre. Toute la sphère ORL est touchée : le nez, les sinus, les oreilles. Les yeux ne sont pas épargnés. Les écoulements sont jaune vert, épais. Le larynx s'enflamme.

A l'avers du plan physique, le mental de *mercurius* lui correspond : l'intelligence de *mercurius* est vive, il est le vif argent. Il a une idéation, une imagination abondante.

mais que devient ce *mercurius errant* ?

Ce bel instrument peut s'emballer et cette imagination devenir échevelée, incontrôlable. Elle se mêle à son angoisse. Il a peur des voleurs, peur de son ombre, peur de choses imaginaires, voit des fantômes, des images effrayantes. Il croit avoir perdu son entendement, croit mourir ; il voit, par exemple, de l'eau couler, là où ne coule aucune eau, par dérèglement de l'imagination[209].

Mercurius s'aggrave et fait n'importe quoi. Il est stupide, fait des bouffonneries et des choses bêtes, insensées. Il est en même temps complètement indifférent à la chaleur et au froid, mais il a la tête obscurcie et lourde[210]. Il devient dément, se découvre la nuit, jure en même temps, fait des bonds en l'air, ne reconnaît pas ses plus proches parents, étale avec les pieds sa salive crachée abondamment et la ramasse en partie en la lécher, lèche aussi de la bouse de vache et de la vase, met souvent de petits cailloux dans la bouche, sans les avaler et se plaint que çà lui lacère les intestins, prend la plupart du temps repas et boisson de façon anarchique. Il devient violent et profère des injures !

Puis *mercurius* commence à s'éteindre et son bel allant, sa mobilité se fige. Il devient sérieux, indifférent. Il devient lent, vide de pensées. L'inflammation le guette et ses mouvement sont empêchés. Il souffre, n'a plus le désir de vivre, préférerait la mort et disparait…

```
« UNE MINUTE DE BON SENS »
DU dr. GRANULE...
```

La marche est une étape très marquante dans acquisition de l'autonomie. Il y a d'abord verticalisation, puis marche. L'enfant redresse la tête, se maintient assis, puis debout, jusqu'au moment où il se lâche. Un long processus de maturation doit se dérouler successivement pour arriver à la marche. L'enfant doit muscler son corps, développer son squelette, coordonner ses membres avec la vision, acquérir l'équilibre. Vers douze semaines, trois mois, l'enfant se redresse sur ses avant-bras et peut tenir la tête droite. Vers cinq mois, il est capable de se retourner sur le ventre. Entre huit et dix mois, il peut s'asseoir sans aide. Vers vingt semaines, il prend appui sur ses jambes. A sept mois, vers trente semaines, il peut les tendre. Autour de dix mois, il peut se redresser avec l'aide de quelqu'un ; c'est aussi le moment où il marche à quatre pattes et se tient aux meubles pour se mettre debout. Il faut alors commencer à fermer les placards et à protéger tous les objets qui pourraient être dangereux ! Puis il marche tenu par une seule main. Finalement vers douze mois, l'enfant est debout, cherche son équilibre en avant, il oscille entre l'avant et l'arrière puis peut enfin se stabiliser. Un jour, il se lance vers ses parents ou un proche et c'est une explosion de joie : il marche !

Mais la marche à un an n'est pas du tout un cas général. Il y a des enfants qui marchent avant cet âge ; de très nombreux enfants marchent après une année, ce qui ne constitue en aucune façon une anomalie particulière. Bien entendu le retard de marche ne doit pas trop se prolonger car il nécessiterait alors une explication médicale

Là où le dr, Granule parle du remède
agaricus muscarius qui marche tardivement...

• *Agaricus muscarius* (du latin, *musca*, la mouche) est un champignon. L'autre nom de cette « fausse orange » est « tue-mouche ». *Agaricus muscarius* se sent petit et fai- ble. C'est un maladroit, empêché dans ses mouvements, empêché par des tendinites, des spasmes, des engelures, par le froid. Il a de la peine à avancer. Il trébuche, il tombe et est maladroit de ses mains puisqu'il laisse facilement tomber les objets. Il ressent du froid dans le corps, des aiguilles de glace. Il peut présenter des engelures et des spasmes, tremble facilement. Il a un mal fou à se concentrer dans son travail intellectuel. Sa tendance compensatoire peut le conduire à vouloir battre des records, à faire des efforts physiques considérables. Ce n'est pas un enfant facile à aborder en consultation, il est facilement agité.

Agaricus se situe entre *stramonium* et *lycopodium*, entre le monde d'« Alice au Pays des Merveilles » et celui du

231

« Petit Chaperon Rouge ». Il est tendu entre l'appel de la symbiose et un désir d'autonomie important. Pour *stramonium*, nous l'avons vu, l'enfant semble ne cesser de vivre un cauchemar où se côtoient géants adultes et enfants nains, terrorisé par la perte de la symbiose. Quant à *lycopodium*, son désir d'être grand, de battre des records vient de son désir de gagner son territoire.

----------------------**EN PRATIQUE...**----------------------

→ un garçon de dix ans présente des tics. Il a marché vers quinze, seize mois. Il se réveille à deux, trois heures du matin. Il a intégré le collège et a de la peine à se concentrer longtemps. Il aime écrire des poèmes et des petits livres. *Agaricus muscarius* sera d'une aide précieuse pour cet enfant qui a marché tard et qui a du mal à se concentrer.

MAIS ENCORE dr. GRANULE ?

Existe-t-il d'autres remèdes de marche tardive ?

• *Baryta carbonica* est plongé dans une symbiose « lourde ». Il ne s'en sort pas, d'autant plus qu'il a parfois un retard de développement qui le maintient dépendant. Il est dans les « jupes de sa mère ».

• Il n'est pas utile de revenir sur *Calcarea carbonica*. Il est évident que la symbiose le guette !

• *Calcarea phosphorica* est partagé entre deux directions : celle qui le retient à sa mère et à la famille, et celle qui le tire vers l'*autre*, ce vecteur lumineux du phosphore.

• *Causticum* a souffert, il a été blessé, sa plaie était à vif et elle a cicatrisé. *Causticum* s'est rétracté sur cette plaie qui risque à tout moment de se réouvrir. Cette douleur est tellement présente chez lui qu'il ressent chez tous les êtres sensibles la présence de la moindre souffrance et du moindre chagrin. Il est tellement rétracté sur sa souffrance que l'humidité le détend et l'adoucit, comme si sa cicatrice devenait plus souple[211]. Cette sensibilité à l'autre et à l'environnement rend *causticum* délicat et craintif. Il avance en trébuchant, il tombe.

• *Natrum muriaticum* n'a pas envie d'aller vers l'autre. Il est cristallisé sur son chagrin.

• *Silicea* est vulnérable. Il n'a pas une mémoire très positive de sa relation symbiotique maternelle. Il manque de confiance en lui et ne peut pas se fier au sol sous ses pieds qui pourrait se dérober.

des remèdes d'enfants qui marchent vite...

Parmi les remèdes qui marchent vite, on trouve en particulier :

• *Argentum nitricum* manque de la structuration paternelle masculine. Il est brillant mais son moi n'a pas une assise solide. Il est l'argent, à la luminosité lunaire qui lui vient du soleil. Il est soumis au rythme du temps et de l'espace, comme la lune qui semble régir les mois, les marées, les menstrues, la vie et la mort. Il traverse la vie précipitamment, explosé ou implosé dans un espace temps qui l'angoisse à mourir[212].

• *Sulfuricum acidum* veut avancer à toute vitesse, tout savoir, tout faire immédiatement, au risque de se brûler.

• *Tarentula hispana* est le remède du sujet né d'une mère porteuse, qui a donné naissance, mais qui a manqué d'amour. Il est agité et se dépêche, à la recherche de celui ou de celle qui pourra lui donner le sens de sa vie.

HISTOIRES DE LANGAGE

Quand le dr. Granule parle, tout est langage !

La révolution dentaire va permettre, parallèlement à lation avec les objets nouveaux qui sont proposés à l'enfant et à leur reconnaissance, l'émission de consonnes vocalisées pour laquelle la présence des dents est indispensable. La dent n'est pas seulement un instrument de la dévoration, elle peut aussi représenter un moyen de mordre dans la vie, un moyen de préhension qui va permettre l'accès à l'individuation. Elle est aussi un instrument qui sert à prononcer correctement certaines consonnes et certains sons, ce qui va conduire à une meilleure acquisition du langage, agent déterminant de la symbolisation et de l'évolution chez l'homme. On note, dans cette acquisition d'un début de langage oral, le rôle essentiel de l'imitation, qui est un facteur certainement déterminant dans l'évolution de l'individu[213].

A l'étape pré-sémiotique, avant tout langage, l'enfant gazouille et envoie des signaux non linguistiques pour attirer l'attention de son entourage ou manifester son plaisir et son déplaisir. Puis il commence à proférer des sons plus élaborés, appelant souvent ses parents :

« mama », « maman », « papa », ou manifestant son désir : « mam » lorsqu'il veut manger, ou d'autres signaux. À l'âge d'un an l'enfant reconnaît son nom, prononce quelques mots et en reconnaît un certain nombre qui concernent son environnement familier, en se familiarisant petit à petit avec le système phonologique. Entre un et deux ans l'enfant enrichit sa connaissance des mots. Il en connaît d'avantage, comprend et utilise « non », « encore », « donne ». Il imite le chat, le chien et les animaux familiers. Il commence à associer deux mots : « papa pati » (pour : papa est parti) ou « tout caqué » (tout est cassé), « bibi, pitite » (le bébé est petit). C'est surtout à partir de deux ans qu'il va acquérir la première articulation du langage, c'est-à-dire une syntaxe et une construction de phrase simples. Le « pa » devient « veux pas » et une conversation fait son apparition. Sa phrase va devenir plus élaborée, avec des adverbes, des pronoms personnels, des couleurs. Il délimite mieux sa personne, l'espace et le temps. Ses progrès ne vont pas cesser de croître, avec une acquisition d'un langage de plus en plus complexe et une utilisation des phrases de plus en plus subtile. L'enfant nomme le monde qui lui est révélé.

Là où le dr. Granule cite des remèdes de retard de langage ...

• *Agaricus muscarius* est tendu entre l'appel de la symbiose et un désir d'autonomie. C'est un maladroit qui trébuche, qui tombe, qui laisse facilement tomber les objets. Il n'arrive pas à parler, il est agité, confus, exalté, incoordonné dans ses mouvements. Il voudrait certainement grandir au point de ne pas faillir, parler mieux que quiconque, comme Cicéron qui s'était forcé à parler avec des *cailloux* dans la bouche pour rééduquer ses troubles d'élocution.

• *Baryta carbonica* est tellement inhibé qu'il parle le plus tard possible.

• Quant à *Natrum muriaticum*, il reste enfermé dans la forteresse douloureuse et nostalgique de son paradis perdu.

Là où le dr. Granule cite des remèdes de bavards... et des remèdes de sujets qui parlent vite...

• *Hyoscyamus niger* est un remède du stade génital. La symbiose (problématique importante chez beaucoup de solanacées) est présente dans une relation incestueuse réelle ou fantasmée. Sa jalousie est telle qu'elle le force à dire tout de façon accélérée. Il ne supporte pas le silence car il voudrait dire son amour (interdit).

• *Lachesis mutus* est le médicament de la force vitale libidinale contenue ou refoulée, comme par exemple à la ménopause. La passion jalouse est un jet libidinal intense qui le prend à la gorge et sort sous forme d'un venin logorrhéique.

• *Mercurius solubilis* est le principe volatil alchimique, l'esprit, l'intelligence. Il se fixe de façon privilégiée dans la bouche, lieu de parole et d'expression.

• *Stramonium* est terrorisé par l'obscurité et la solitude hors de la symbiose. Il dit son angoisse à toute vitesse.

Là où le dr. Granule cite des remèdes de sujets qui parlent lentement ...

• *Helleborus niger* parle et répond lentement comme si la commande centrale était déconnectée du monde environnant.

- *Lachesis* peut aussi parler lentement, comme *mercurius* d'ailleurs.
- *Phosphorus*, *sepia*, épuisés, s'expriment avec lenteur.
- *Thuya*, perdu dans son obsession semble chercher ses mots et n'en finit pas d'exprimer son idée

Là où le dr. Granule cite des remèdes de sujets qui bégaient...

- *Belladona* et *stramonium* ont la parole incertaine et butent sur les mots, dans un bégaiement de stress. *Stramonium* est tellement pressé de parler qu'il avale la moitié des mots.

- *Causticum*, délicat et craintif, bute sur les mots, de même qu'il avance en trébuchant et tombe souvent.

- *Mercurius*, le vif argent, a l'esprit si vif qu'il veut tout dire à l'instant, à toute vitesse, et que les mots se bousculent dans sa bouche.

HISTOIRES DE SPHINCTERS

Nous arrivons au moment où l'enfant commence à parler « caca boudin ». C'est le moment entre trois et cinq ans où il découvre le plaisir que lui procure le fait de retenir les matières fécales (rétention) ou de les expulser (défécation). C'est la période où se développe le contrôle sphinctérien anal volontaire ; le plaisir d'exercer cette fonction est important. Le stade génital suivant est caractérisé par un déplacement de l'intérêt vers la zone génitale. Il y a plaisir à uriner, c'est aussi le début d'activité masturbatoire et bien sûr la découverte de la différence des sexes.

Il faudrait passer en revue les remèdes liés aux problèmes de sphincters lors de plusieurs cas de figure tels que la constipation, la diarrhée, l'énurésie (et l'encoprésie) ; cette énumération risquerait d'être fastidieuse et nous nous contenterons d'exposer les remèdes les plus caractéristiques dans ces tableaux.

La où le dr. Granule décrit des remèdes de constipation...

• Chez *alumina*, même une selle molle est évacuée avec difficultés et de grand efforts ; tout est sec. *Alumina* est un médicament qui présente des troubles importants de l'identité (comme s'il n'avait pas de véritable identité). Il peut correspondre à une pathologie très archaïque de la séparation d'avec la symbiose, avec des troubles de la construction du *moi*.

• *Ambra grisea* est un médicament extrêmement pudique, qui s'isole, refuse la compagnie, la communication. Il se sent indigne, déprécié, craint le regard de l'autre et son jugement. La relation à l'autre l'épuise, l'aggrave, le bouleverse. Sécrétion du cachalot, à son propos, on pense à l'histoire de Jonas qui symbolise un retour au berceau, au sein maternel, à l'enfance, le tableau de l'engloutissement dans la symbiose maternelle. La foncton maternelle est engloutissante, la fonction paternelle défaillante. Le sujet garde ses selles. L'autre est un danger s'il le voit sur le pot !

• *Arsenicum album*, l'arsenic, est un poison, le poison par excellence. Il est le médicament de l'œuvre au noir, stade de la mort et de l'horreur de la putréfaction. Son désespoir, son aversion pour l'impermanence du corps dont il se sent responsable, le conduisent à une culpabilité anxieuse et obsessionnelle qui tend à combattre le chaos. Chaque deuil de la vie le ramène à une castration profondément enfouie, (peut-être celle du placenta ?), particulièrement à travers la projection morbide de la pendaison, (pouvant évoquer le cordon ombilical et la séparation qui a induit la mort d'un double placentaire pour permettre la vie). C'est un remède de constipation, mais aussi de diarrhée.

• Dans sa grande timidité, dans son inhibition, *baryta carbonica* garde ses selles.

• *Bryonia*, la bryone possède une énorme racine qui l'ancre en terre. Elle s'accroche aussi alentour par des vrilles. C'est un remède qui a besoin de rester en place, de sa maison, de sécurité, en particulier de sécurité matérielle. Sa structuration du *moi* passe essentiellement par la matérialité. Les selles sont sèches, larges, difficiles à évacuer, à moins que, dans son désir d'immobilité, le moindre mouvement ne lui procure de la diarrhée.

• *Calcarea carbonica* a des selles larges, dures, sèches, en boules.

• *Causticum* a souffert, il a été blessé, sa plaie était à vif et elle a cicatrisé. *Causticum* s'est rétracté sur cette plaie qui risque à tout moment de se réouvrir. Cette douleur est tellement présente chez lui qu'il ressent chez tous les êtres sensibles la moindre souffrance et le moindre chagrin. Il s'est tellement rétracté sur sa souffrance que l'humidité le détend et l'adoucit, comme si sa cicatrice devenait plus souple.

• *Graphites* se présente sous un abord un peu « mal dégrossi » et irrésolu. Le patient *graphites* se révèle souvent très sensible et extrêmement délicat. Il a une absence de besoin, avec des boules rondes et agglomérées ou des selles larges. Il présente des éruptions cutanées. Il a tendance à pleurer.

• *Lycopodium* est souvent constipé, avec des selles petites, difficiles ou larges, une envie d'évacuer sans résultat. On trouve souvent un bouchon dur suivi d'une selle liquide

• Le nœud de la problématique de *magnesia muriatica* semble antérieur à celui de *magnesia carbonica*. C'est vraiment la séparation d'avec l'amnios, la mer, la mère et son lait qui a marqué le médicament. Cet état d'incertitude et de dénuement entraîne une tendance à tout garder (une sorte de constipation générale de tout l'être) et à négocier pour se protéger. *Magnesia muriatica* présente des amas durs qui sont si secs qu'ils se désagrègent dès qu'ils sortent.

• *Mercurius* est un médicament de constipation et de diarrhée.

• *Natrum muriaticum* est fondamentalement constipé dans son chagrin. Les selles sont sèches et se désagrègent

• Le problème de *Nux vomica* est celui de la mesure, de la juste mesure. Il a peur de perdre la mesure et l'équilibre dans le désir, peur de trop désirer, il est intolérance à la démesure. Il peut au contraire perdre la mesure dans la débauche et la boulimie libidinale. Sa recherche de l'équilibre peut pencher vers une constipation compensatoire ou vers une diarrhée éliminatrice des excès. Il présente une constipation avec besoins inefficaces et fréquents, des selles qui ne satisfont pas.

• *Opium* est dans son mental. Pour lui, le monde est un rêve, une illusion. C'est comme s'il dormait. Parfois le rêve devient cauchemar, les images deviennent obsédantes : après un grand choc mental, le présent n'existe plus, il s'est arrêté sur un cauchemar qui devient récurrent. Il y a absence d'envie, avec des selles dures, rondes et foncées. Il est fixé sur un blocage en constipation ou sur une débâcle diarrhéique. On le trouve souvent après une peur ou une anesthésie.

• *Platina* est la référence universelle (mètre-étalon). Platina a été mal reconnu comme objet de désir. Il a été trop valorisé ou insuffisamment valorisé. Il a été un objet de projection de désir mal focalisé : en trop ou en pas

244

assez. Il est frustré dans son désir, dans sa sexualité : c'est un minable ou quelqu'un dont personne ne peut satisfaire le désir, car personne n'est à sa hauteur. Il est serré dans un monde qui n'est pas à sa mesure. Il garde ses selles précieuses, des selles dures, des selles collantes comme de l'argile molle.

• *Plumbum* est merveilleusement résumé par un cas clinique[215] : « Une femme avait cette idée fixe qu'elle ne pourrait obtenir de paix et de sécurité que par l'absolution d'un prêtre de l'église catholique, bien qu'elle ait été jusque alors une protestante zélée. Elle ruminait tout ce qui était défendu ; elle serait sortie furtivement de chez elle habillée en domestique, pour obtenir des stimulants, mais à partir du jour où ils ne furent plus prohibés, elle n'eût plus aucun désir pour eux... » C'est un médicament de la révolte, d'intolérance à la contrainte, tout particulièrement un remède du conflit de générations. En fait, ce révolté n'a qu'un désir, celui de rejoindre le rang de l'ordre, comme cette protestante qui voulait avoir l'absolution de l'église catholique. Il se barricade dans sa révolte dans une attitude crispée sur la constipation, avec un ventre spasmé et douloureux.

• *Sepia* est le plus souvent constipé avec des selles comme des crottes de mouton, dures, en boules, une évacuation difficile de selles molles, une constipation sans besoin avec douleur rectale qui irradie au périnée, comme s'il avait une boule dans le rectum.

• *Silicea* est constipé, parfois diarrhéique. Il a des selles dures, sèches et doit faire de gros efforts pour évacuer. parfois la selle sort et rentre de nouveau dans l'anus.

• *Sulfur* peut prendre tous les visages…

La où le dr. Granule décrit des remèdes de diarrhée...

• *Arsenicum album* a des douleurs brûlantes, des douleurs de l'intestin, une sensation de froid ; il est aggravé après minuit.

• *Calcarea carbonica* a une diarrhée acide, de nourriture non digérée.

• *Calcarea phosphorica* a encore le « cordon ombilical qui suinte », mais il voudrait passer un cap, aller vers plus d'autonomie. C'est encore un bébé qui revient vite vers sa mère. Il aime le gras du jambon, les œufs à la coque et les frites. C'est une affectueux qui s'affirme. Il a les selles molles.

• *Chamomilla* a des diarrhées dentaires, avec une odeur d'œuf pourri. Il a une joue rouge et veut être porté.

• *Colocynthis* a des borborygmes, des douleurs autour de l'ombilic, des crampes améliorées plié en deux. Il se met en boule.

• *Kreosotum* a parfois de la diarrhée dentaire irritante, les fesses rouges ; il veut être bercé.

• Il y a beaucoup « d'aspects *sulfur* » dans *natrum sulfuricum*. Toutefois les nuances sont importantes. *Natrum sulfuricum* a une affinité énorme pour l'eau. Il a la quête de sagesse de *sulfur*, mais n'en a pas la sécheresse. Son élément aggravant est l'eau. Il a la nostalgie de l'élément féminin qui le rend très sensible, sous un aspect parfois assez frustre. Il est sensible à l'intériorité, au hasard, à l'inconscient, dans une sorte de romantisme assez féminin qui peut le conduire à la mélancolie. Sa vie commence mal, souvent par les forceps. Parfois le ciel lui tombe encore sur la tête (traumatisme crânien) et il perd connaissance dans un coma dont il revient marqué et dépressif. Il a des diarrhées, diarrhées du matin (après le petit déjeuner), avec beaucoup de gaz, de flatulences et des ballonnements du colon ascendant.

• *Podophyllum* a des diarrhées par temps chaud, après les fruits, les huîtres, des diarrhées dentaires. Les selles sont malodorantes, aqueuses, jaunâtres, matinales, épuisantes, précédées de douleurs du ventre

• *Pulsatilla* a une diarrhée très variable, les selles ne sont jamais pareilles. Il pleure facilement, se sent abandonné.

• *Rheum*, la rhubarbe, a des diarrhées pendant la dentition, avec des selles d'odeur acide, brûlantes ; l'enfant ne joue pas.

• Pour *rhus toxicodendron*, l'état statique est synonyme de mort. Dans sa recherche de structuration de la personnalité, il est toujours en action. Ce n'est pas quelqu'un qui *est* mais qui *fait*. Il a l'angoisse de régresser vers la symbiose et de ne pas passer le stade de l'autonomie, de la marche, du mouvement. Il a la hantise de l'humidité et du froid qui pourraient le ralentir et éteindre son feu intérieur. Il est perpétuellement dans la répétition du mythe de Sisyphe. Il a la diarrhée après avoir pris froid, après l'humidité, après un effort physique intense, avec des selles en bouillie, en « bouse de vache », qui ont une odeur de cadavre.

• *Veratrum album* est un prince déchu ; son royaume n'est pas de ce monde. On se trompe sur son personnage, sur son identité, sur son rôle dans la société. Il pense que sa position sociale n'est pas juste. Il vit sur une sorte de banquise, dans une sorte de rejet physique (remède de choléra) et moral plus ou moins délirant. Il peut aussi être constipé. Il a des sueurs froides sur le front et froid dans le ventre.

Là où le dr. Granule décrit des remèdes d'énurésie...

L'énurésie est la miction involontaire, inconsciente, sans lien direct avec le fonctionnement de l'appareil urinaire, et qui persiste ou réapparaît à l'âge de quatre ans. Cette pathologie est plus fréquente chez les garçons. Il faut cependant toujours vérifier l'anorganicité et l'absence de pathologie infectieuse. La plupart du temps l'énurésie est d'origine psychologique. C'est en général révélateur d'un conflit, un problème affectif, un lien à la mère trop étroit, la naissance d'un enfant cadet, une angoisse de castration, une rupture, un décès au sein de la famille... etc. Tous ces facteurs peuvent provoquer une anxiété, qui s'exprime par de l'énurésie.

• *Argentum nitricum* : chez un enfant anxieux, qui aime manger sucré et est amélioré par les bains froids. Sa nature a horreur du vide.

• *Arsenicum album* est anxieux. L'ambiance familiale est souvent morbide.

• *Belladona* sursaute facilement ; il dort avec les mains sous la tête.

• *Benzoicum acidum* a l'urine qui sent fort, comme de l'urine de cheval.

• *Causticum* : chez un enfant craintif, qui ne veut pas aller dormir seul le soir, qui craint la tombée de la nuit et qui aime manger des aliments fumés.

• *China* est faible, cérébral, il se sent persécuté ; il saigne du nez. C'est un hypersensible, un écorché (c'est une écorce), qui craint d'être pompé dans son énergie vitale par un entourage malveillant. Pour échapper à ce vampirisme ambiant, il échafaude des théories, des plans et fait beaucoup fonctionner son esprit.

• *Kreosotum* a des problèmes de peau, de dentition, de dents. Il aime également manger fumé. Il aime être bercé et caressé.

• *Lycopodium* est préoccupé par son le territoire et le problème de l'autorité.

• *Natrum muriaticum* est un enfant inhibé, renfermé, qui cache bien ses sentiments.

• *Pulsatilla* est affectueux, très attaché à maman. C'est un enfant qui pleurniche facilement.

• *Sepia* est un enfant renfermé, un peu sombre, mais volontiers physique et actif.

• *Silicea* a peur des aiguilles, des piqûres, c'est une craintif réservé, aux extrémités froides et moites.

• L'enfant *zincum* tape des pieds, sursaute, a tendance à faire des crises de somnambulisme. Il semble redouter de ne pas atteindre la puissance de la fonction paternelle. Il a peur de la castration. Son agitation témoigne de son inquiétude.

HISTOIRES DE SEXUALITE

La prise de conscience de la différence des sexes ouvre la porte de l'imaginaire autour de la castration (fille ou garçon). L'enfant découvre la masturbation et le caractère érogène des zones sexuelles, la culpabilité.

Survient ensuite une période latence (de cinq ans à l'arrivée de la poussée hormonale où sont réactivés les conflits non réglés) où l'enfant vivra la sexualité dans une relative quiétude.

La sexualité dans son ensemble est un monde vaste, le récit d'une autre tranche de vie…

ON RACONTE...

Ainsi se termine la merveilleuse histoire
de l'huître et de ses métamorphoses.
C'est l'histoire de l'enfant, celui que nous fumes,
celui que nous restons.

C'est ce qui s'appelle grandir….

ANNEXE

1.CLASSIFICATION DES REMÈDES HOMEOPATHIQUES

L'éventuelle classification de la matière médicale interroge. On peut lire, classifier et interpréter la matière médicale minérale homéopathique à travers de nombreuses clefs, comme la notion de remèdes complémentaires, qui se suivent bien, qui s'antidotent ou par une classification, par exemple celle de la table de Mendeleïev. En fait il s'agit dans ce dernier cas d'une classification basée sur la forme. De cette classification on peut déduire une vaste correspondance, une sorte de cosmogonie universelle où la constellation n'est plus planétaire mais chimique. Cette projection n'est pas tirée de l'étude des patients, mais d'un système symbolique chimique. Elle est déductive au départ. Au lieu de choisir des critères comme le numéro atomique, on aurait pu s'en tenir à la classification des métaux et des métalloïdes, ou bien à des aspects physiques, comme la brillance, le caractère chaleureux ou bien d'autres encore, plus sensuels, plus humains, plus sensibles à notre vécu existentiel, tels que les « primitifs » et les anciens les ressentaient et les ont d'ailleurs projetés dans leurs notions botaniques, alchimiques, astrologiques ou autres. Quelle est la bonne classification pour les remèdes issus du mode végétal, la bonne taxinomie ? Celle d'Aristote, celle de Candolle, celle de Linné ou celle du système APG II ? En fait tous ces systèmes prouvent à quel point nous sommes confrontés au *réel*, et à quel point nous dépendons de nos projections conceptuelles. Le danger pour l'empirisme inductif homéopathique pourrait être de plaquer des notions issues de la science mécaniste sur ses propres fondements. Lorsqu'on projette sur les domaines anciens, antiques des notions techniques actuelles on risque d'aboutir à des aberrations. Il s'agit de projections qui ne s'ajustent pas toujours bien au monde de l'imaginaire des sciences empiriques. Ainsi en est-il si l'on projette sur l'acupuncture et l'homéopathie un schéma scientifique mécaniste, surtout si on veut réduire leur univers à celui du système mécaniste. Ces systèmes symboliques scientifiques font évidemment partie du vivant puisqu'ils sont issus de son étude, mais ils n'en ont qu'une vision partielle. Ils ignorent la plupart du temps le principe de totalité et surtout la notion de ressenti existentiel.

Les médecines empiriques utilisent un langage puissant issu de l'imaginaire humain, laissant une place de choix au principe de totalité. La psychologie moderne semble correspondre en partie à ce profil. Elle est étrangère à l'homéopathie mais elle fait partie de la médecine. Elle a le mérite d'être issue d'une démarche inductive et se base sur les fondements de notre vécu et de notre structuration. Elle constitue un langage scientifique moderne qui peut nous relier aux autres branches de la médecine, plutôt que de nous en séparer. Mais elle est également conceptuelle.

J'ai choisi de lire la matière médicale à travers une double grille, celle d'une « amplification » à la lumière de l'imaginaire et de la psychologie des profondeurs (en respectant à chaque instant la pathogénésie du remède) et celle du développement de l'être humain, qui le considère depuis sa tendre enfance, à travers la symbiose maternelle, puis au travers de la découverte du *moi*, pour finir par une interrogation existentielle sur le sens de la vie. L'avantage de cette grille de lecture consiste en un relatif consensus entre les auteurs, au-delà des théories, des croyances et des religions, avec la possibilité de pouvoir communiquer avec le monde médical contemporain, dans un langage compréhensible, le plus possible dénué de jargon, de néologismes homéopathiques qui enferment et qui nous éloignent de la communauté scientifique, loin du dogmatisme. C'est ainsi que les visions traditionnelles, les points de vue de Freud, de Jung avec son inconscient collectif, de Mahler, de Bowlby, de Spitz, de Piaget, de Lacan, de Dolto, sur le développement de l'enfant (et au-delà de l'enfance) convergent, malgré des divergences apparentes. Il s'agit d'aborder l'humain à travers des expériences cliniques et non des nomenclatures scientifiques étrangères à notre vécu. Toutefois, pour de pas devenir intolérant il peut être intéressant parfois de tester et d'admettre des idées basées sur des classifications chimiques, botaniques ou autres (sachant que cette vision n'est pas vraiment nouvelle, on connaît depuis longtemps les travaux de certains homéopathes qui ont déjà travaillé par le passé dans ce sens[216]). Cet apport peut être enrichissant s'il ne devient pas un dogmatique.

2. DE LA SYMBIOSE À L'AUTONOMIE

On peut diviser schématiquement l'évolution de l'être humain en trois phases. La première phase est celle de la petite enfance, celle où le lien à la mère est prépondérant ; c'est la période symbiotique. La seconde période est la période de la découverte de son identité, du *moi*, de son impact sur l'environnement, la phase de *l'agir*. Elle est très liée à la fonction paternelle. Quant à la troisième période, elle s'enracine dans la recherche du sens de la vie, elle est la phase de *l'être*, avant la disparition. Il est curieux de constater en homéopathie une série

258

médicamenteuse mise en lumière par Kent dont le sens est assez semblable à la série des trois phases de l'existence. Il s'agit de la série *calcarea carbonica* → *lycopodium clavatum* → *sulfur*. Le sujet de ce livre concerne le premier stade, celui de la symbiose, représenté de façon privilégiée par *calcarea carbonica* et le second stade représenté par *lycopodium clavatum*.

La symbiose est une association biologique durable et réciproque entre deux ou plusieurs organismes vivants. Le terme est proposé par le botaniste allemand Anton de Bary en 1879. Il décrit la vie en association de différents organismes. Cette définition inclut donc le parasitisme. Aujourd'hui, la notion de symbiose est plutôt synonyme d'association à bénéfice mutuel.

Margaret Mahler publie en 1975 un livre où elle décrit les stades de développement de l'être humain en considérant la relation entre la mère et l'enfant. C'est elle qui introduit clairement la notion de symbiose mère-enfant. John Bowlby affirme que l'attachement à la mère est fondamental et étudie à la Tavistock Clinic de Londres le développement émotionnel du nourrisson[220] (il n'ignore pas les travaux des éthologues comme Lorenz et les Harlow). René A. Spitz étudie particulièrement les carences affectives de la petite enfance. On connaît l'importance des travaux de Jean Piaget à partir d'observations et d'expérimentations dans des populations de nourrissons et d'enfants. Bien entendu S. Freud reste la référence de base quant à l'étude du développement de l'enfant. Il décrit principalement l'évolution de la pulsion sexuelle, avec les stades successifs, l'oral, l'anal, le génital. Avant la relation avec la mère existerait un narcissisme primaire[221], sans relation à l'entourage, où le *ça* et le *moi* sont confondus dans la vie intra-utérine. La première relation d'objet de l'enfant est la mère, perçue d'abord de façon morcelée. C.G. Jung est également présent dans cette énumération, avec le rôle de la mère, de son archétype et du sacrifice[222] indispensable de la mère bonne ou mauvaise qu'il va falloir quitter. Il ne s'agit pas seulement de la mère biologique mais de tout ce qui tient lieu de mère. Son approche alchimique controversée est riche et démultiplie l'imaginaire relatif à l'étude de l'inconscient. Les concepts de M. Klein sont utiles : sein idéel et sein mauvais qui s'affrontent dans une sorte de position schizoïde paranoïde de l'enfant. J. Lacan a un rôle important dans la recherche du stade symbiotique et surtout dans l'émergence de l'enfant hors de cet état. Sa théorie du langage qui structure l'inconscient, son stade du miroir où l'enfant perçoit l'objet sont des apports considérables.

D. Winnicott apporte la notion de l'objet transitionnel, sorte de trace entre l'objet et le langage, proche du signifié corporel cher à l'homéopathie[223]. F. Dolto a un rôle considérable dans l'étude du développement de l'enfant. Sa position de pédopsychiatre, son immense humanité et sa compétence en ont fait une très grande dame en ce domaine.

Tous ces travaux nourrissent la pensée contemporaine. Ils représentent un apport indéniable à nos connaissances scientifiques. Il convient de les intégrer à nos domaines, sans pour cela prétendre être psychologue ou psychanalyste (ce qui demande une formation particulière). Il s'agit simplement d'amplifier notre médecine par une vision humaine, issue de l'induction, capable d'être entendue par la plupart, et qui est issue de notre monde culturel, celui du vitalisme hippocratique, celui de P.J. Barthez, de Hahnemann et des rameaux qui l'ont suivi[224].

Espérons que cette conception des choses pourra intéresser quelques uns et être utile à beaucoup.

INDEX

INDEX général

Abandon : voir *pulsatilla* et *magnesia carbonica*
Accouchement : 84
Agir, action : 66, 194
Alice au Pays des Merveilles : 144, 232
Allaitement : 95
Amour impossible : 148, 159, 220
Amour maternel : 23, 32, 64, 78, 96, 99, 112, 113, 118
Amour transi : 157
Anémone pulsatille : 112
Araignée : 78, 100
Archétype maternel : 19, 23, 44, 260
Autonomie : 181
Autorité : 186, 189, 193, 192, 193, 200, 218
Baudelaire : 70
Bébé Cadum : 22, 37
Bégaiement : 239
Castration : 100, 188, 205, 208, 251
Changeante : 120
Chaperon Rouge : 190, 193
Chien : 23, 43, 44, 98, 128
Cristallisé : 148
Classification des remèdes : 256
Comtesse Brayère : 44
Constipation : 242
Coquille : 15

Couleur noire : 63, 67
Culpabilité sexuelle : 64
Damier : 190
Danse : 73, 78
Dent de sagesse : 127
Dentition : 125
Dents définitives : 126
Dévoration : 23, 42-46, 98, 128, 195, 238
Diarrhée : 246
Différenciation des sexes et des générations : 186, 208, 209
Dissimulation : 64, 65
Dolto : 258
Dragon : 23, 30, 44, 45, 86
Droite : 194
Empirique : 257
Endogamie : 188
Engloutissement : 23, 42, 47, 98, 99, 248, 290
Enlacement : 98
Enurésie : 248
Ethologie : 259
Etre et/ou agir : 66
Faiblesse : 51, 169, 192
Fécondité : 74
Freud : 258
Fuite : 64-65
Gévaudan, bête du : 200
Grandeur : 36, 202
Grossesse : 59
Grotte : 20, 23, 45

Hansel et Gretel : 44
Hiérarchie : 186, 188, 191, 196
Huître : 18
Inceste : 100, 197, 209, 277
Isolement : 158, 167, 242
Jung : 214, 258, 260
Kent : 20, 22, 259
Laits : 96, 103
Lait de vache : 97
Lait maternel : 95
Langage : 11, 21, 187, 193-194, 205, 207, 226, 236-239, 260, 272, 287, 293
Limites : 133, 187-188, 197, 196, 215, 217, 221, 286
Lion : 186, 192, 199
Loi : 79, 128, 133, 187, 197, 218, 220
Loup : 183-187, 189, 191, 193-196, 209, 212, 285, 286, 287
Loup-garou : 185, 285
Mahler M. : 258
Marche : 23
Maternité, maternelle : 59, 118
Mécaniste : 12, 37, 256, 257
Mendeleïev : 256
Mercure : 133, 214, 216, 290
Mère : 13-20, 23-35, 38, 41, 42-46, 50, 54, 56,59-62, 63, 73, 78-79, 82, 84, 86, 89-90, 95-101, 112, 126, 128, 141, 147, 150, 152, 160, 165-166, 187-188, ; 205, 233, 234, 244, 248, 258-260, 273, 276, 277, 278, 282, 284, 289, 290
Mère idéale : 20
Mère mauvaise : 27, 44, 54, 98

Morsure : 45, 98, 129

Œdipe : 42, 46, 150, 188, 206, 209, 273, 283, 288

Ombre : 63, 74, 200, 210

Père : 23, 28, 45-46, 60, 63, 100, 129, 133, 188, 189, 190, 192, 197, 199-202, 210, 216, 220, 273, 288, 290

Petitesse : 36, 202, 231

Plénitude et vide : 74

Puissance : 112, 193, 196-197, 200, 201, 203, 249

Quartz : 164

Rigidité : 168

Rimbaud : 216, 218, 225

Romulus et Remus : 98, 101, 200

Rougeole : 123

Saisie, possession : 71

Sécheresse : 155, 210

Sel : 147..

Séparation : 107, 112-114, 125, 141, 145, 147

Sevrage : 109

Sexualité : 64, 73, 188, 206, 251,

Solanacées : 238

Sphincters : 241

Stérilité : 40, 63, 74

Symbiose : 13, 22, 27-28, 31, 36, 40, 42, 46-47, 54, 90, 96, 101, 109, 113, 118, 122, 127, 134, 136, 141, 145,147, 149, 172, 205, 213-214, 232, 238, 242, 247, 257-259, 272, 273, 284, 287, 292

Taxinomie : 256

Territoire : 83, 184, 186-187, 189-194, 198, 200-202, 209, 211, 232, 249

Tristesse : 71, 149

Vaccination : 123, 126
Verlaine : 160, 162
Vulnérabilité : 28, 33, 51, 155, 163-165

INDEX des remèdes cités

Aconit : 81, 84, 88, 134, 281
Actea racemosa (cimicifuga) : 62, 85, 281
Agaricus muscarius : 231, 232 , 237
Alumina : 242
Ambra grisea : 242, 290
Antimonium crudum : 134, 147, 160, 163
Antimonium tartaricum : 134
Apis mellifica : 85
Argentum nitricum : 233, 248
Arnica : 86, 128, 221
Arsenicum album : 86, 134, 242, 246, 248, 273, 279
Asa fœtida : 175
Baryta carbonica : 41, 54, 172, 174, 232, 238, 243, 274, 279
Belladona : 43-46, 48, 86, 98, 103, 109, 128-129, 130-133, 203, 239, 248, 275, 277
Bellis perennis : 87
Benzoïcum acidum : 248
Borax : 134-139, 281
Bryonia : 82-83, 103, 109, 243
Bufo (rana bufo) : 173, 174

Calcarea carbonica (ostreica) : 15, 17-58, 61, 63, 67, 72, 82, 96, 98, 100, 104, 109, 128, 140, 142, 151, 165, 172, 190, 232, 243, 246, 259
Calcarea fluorica : 276
Calcarea phosphorica : 27, 39, 40, 51, 56, 140, 233, 246, 274
Capsicum annuum : 176, 177, 188
Carbo animalis : 177-178, 276
Carbo vegetabilis : 172, 176, 178
Caulophyllum : 87
Causticum : 191, 233, 239, 243, 248
Chamomilla : 48, 87, 127, 135, 246, 287
China officinalis : 248
Cicuta virosa : 173, 175
Coffea cruda : 135
Colocynthis : 246
Cuprum metallicum : 194, 209
Dulcamara : 104
Ferrum phosphoricum : 140
Gelsemium sempervirens : 62, 87
Helleborus niger : 238
Hura brasiliensis : 177, 179
Hyoscyamus niger : 238, 288
Ignatia amara : 61, 62, 88, 115
Ipeca : 81, 134, 135
Kalium carbonicum : 41, 88
Kreosotum : 80, 82, 136, 140, 246, 272, 280
Lac caninum : 96, 98-101, 104, 102, 109, 282
Lac felinum : 101, 103
Lac humanum : 96, 281
Lac vaccinum : 97
Lac vaccinum defloratum : 97

Lachesis mutus : 99, 117, 194, 238, 239, 282
Lithium carbonicum : 177, 180
Lycopodium clavatum : 20, 22, 46, 83, 100, 132, 183-213, 231, 232, 242, 249, 259, 273, 276, 277, 285, 286, 287, 289, 291
Magnesia carbonica : 141, 142, 243, 273
Magnesia muriatica : 141, 243
Mercurius solubilis : 48, 133-135, 186, 196, 213-228, 238, 280, 290
Natrum muriaticum : 61, 69, 126, 141, 143, 147-160, 168, 210, 233, 238, 244, 249, 275, 276, 280
Natrum sulfuricum : 246
Nux vomica : 80, 88, 197, 198, 244
Opium : 244
Palladium : 209
Phosphorus : 26, 39, 239
Phytolacca : 104, 136
Platina : 61, 89, 209, 244
Plumbum metallicum : 74, 197, 223, 245, 290
Podophyllum : 136, 247
Pulsatilla : 32, 61, 80, 89, 104, 105, 109, 111-123, 128, 130, 141, 147, 247, 249
Rheum : 135, 136, 247
Rhus toxicodendron : 188, 247
Sabina : 89
Secale cornutum : 90, 273
Sepia : 30, 63-77, 126, 136, 239, 245, 249, 272, 276, 280
Silicea : 53, 54, 126, 141, 143, 147, 164-172, 192, 233, 245, 247, 280
Spongia tosta : 141

Staphysagria : 135, 141, 145, 281, 287
Stramonium : 145, 146, 231, 238, 239
Sulfuricum acidum : 234
Sulfur : 20, 126, 208, 246, 259, 273, 291
Tabacum : 81
Tarentula hispana : 48, 78-80, 234
Theridion : 78
Thuya occidentalis : 239, 277, 279
Urtica urens : 104, 110
Veratrum album : 247
Zincum metallicum : 193, 197, 249, 286

NOTES – RÉFÉRENCES

1. Long B. publiés cher BoD.
2. Le terne de « symbiose » est défini à la fin de l'ouvrage dans la partie « annexe » en fin d'ouvrage.
3. du grec *ostreon*, du latin *ostrea*.
4. Du grec κογχυλιον, du latin *conchylium*.
5. Du latin *vulva*.
6. Du grec υστερα, du latin *uterus*.
7. Viorst J. Les renoncements nécessaires. Paris : Laffont ; 1988.
8. Selon l'opinion de F. Dolto.
9. Jung C.G. Les racines de la conscience. Paris : Buchet/Chastel ; 1971.
10. On connaît l'intérêt et la compassion de *nuphar luteus* homéopathique pour le monde animal : il communique de façon privilégiée avec un monde auquel il participe encore totalement.
11. Il est important de noter, à la suite de A. Martinet, le caractère particulier de notre langage qui est doublement articulé. Tout système de communication ne possède pas cette spécificité. Affirmer que « tout est système de communication » n'implique pas forcément que « tout est langage » au sens linguistique du terme. D'où les nuances entre la *sémiologie* qui est la science des signes en général et la *séméiologie* qui est la science des signes linguistiques (Mounin. G. Introduction à la sémiologie. Paris : Minuit ; 1970).
12. von Franz M.L. Les mythes de création. Paris : La Fontaine de Pierre ; 1982 et Eliade M.. Traité d'histoire des religions. Paris : Payot ; 1970.
13. *Calcarea* a un désir d'œuf. Il y a là une synchronicité remarquable entre la matière et le psychisme.
14. von Franz M.L. dit à propos de l'œuf qu'il nous est facile de percevoir la signification psychologique de l'œuf car on y reconnaît aisément une représentation du stade qui précède l'avènement de la conscience du « moi ». Les mythes de

création. Paris : la Fontaine de Pierre ; 1982.

15. ibid.

16. C'est la recherche du *soi* jungien. C'est un symbole du *soi*.

17. Ou symbiose → identification → individuation.

18. Il va alors (selon Jung) vers une harmonisation du « moi » et de la totalité conscient-inconscient, le *soi*, grâce au détachement, aux castrations multiples, au sacrifice de la saisie illusoire du *moi*, à la prise de conscience des messages successifs du soi.

19. Selon Kent J. T., médecin homéopathe américain (1849-1916). Kent pensait que ces trois remèdes pouvaient se succéder selon la séquence *calcarea, lycopodium, sulfur*, en évitant le passage de *sulfur* à *lycopodium*.

20. Jung caractérise l'opposition des propriétés sous le nom de mère aimante et de mère terrible.

21. À ce titre on peut penser que *sepia* représente la fonction négative utérine dont il lui faut sortir à tout prix, « à toutes jambes ». Au complexe maternel positif s'oppose le complexe maternel négatif.

22. Peur de la castration paternelle (ou de celui, de celle ou de ce qui en tient lieu). Citant un cas de phobie des chiens Freud précise que dans ce cas, la phobie des chiens n'est au fond que la crainte du père qui s'est déplacée sur le chien, et que, dans le complexe d'Œdipe et dans le complexe de castration, le père joue le même rôle, celui de l'adversaire redouté des intérêts sexuels de l'enfant : la castration ou l'arrachement des yeux, tels sont les châtiments dont il se sent menacé. Le père redouté est symbolisé par des animaux méchants, chiens, chevaux sauvages. Freud S. Totem et tabou. Paris : Payot ; 1988.

23. Cas de Nash E. B., médecin homéopathe américain (1838-1917).

24. Long B. La symbiose et quelques-uns de ses remèdes homéopathiques. *Calcarea ostreatum* dans sa coquille. Cahiers du Groupement hahnemannien. 2004, 41, n°2 : 56.

25. Dolto F. La cause des enfants. Paris : Laffont ; 1985.

26. Cette tendance évoque *kreosotum* qui est amélioré en étant bercé et caressé. La créosote officinale est un liquide obtenu par distillation du goudron de hêtre. Le nom vient de deux mots grecs : *kreas* : chair, et *oxo* : je conserve. Ce remède présente des symptômes bucco-dentaires, rectaux et génitaux qui témoignent d'une grande difficulté à dépasser les stades oral, anal et génito-urinaire. Il existe également chez ce remède des rêves de viol ainsi qu'une grande appréhension à envisager des

rapports sexuels. La créosote sert à conserver les viandes. Il y a là une correspondance archétypale entre l'idée de rester dans l'enfance indifférenciée (où l'on aime être bercé et caressé), la pureté intacte de l'adolescence prolongée, et l'utilisation même de la substance qui sert à faire la pathogénésie. C'est un remède de symbiose.

27. Kent J. T. Matière médicale homéopathique. trad. Périchon Bastaire et Demarque in : Annales homéopathiques françaises ; 1981.

28. ibid.

29. Parmi les parasites utilisés en homéopathie, citons *psorinum*, *coccus cacti* et *secale cornutum*. L'ergot de seigle est un petit champignon parasite de certaines graminées, en particulier d'une céréale, le seigle. Il était responsable d'intoxications très douloureuses et pénibles, connues sous le nom de "feu de Saint-Antoine". Il semble bien qu'un des nœuds du problème de secale réside dans la filiation, la génération : engendrer comporte un danger d'être assujetti (l'un à l'autre) et un danger de mort (voir Loutan in : Répertoire de thèmes et de matière médicale dynamique, 11ème éd., Esneux, Ed. Liégeoises d'Homéopathie ; 2000 et Lamothe in Collioure : Trobada ; 2001). Il n'accepte pas d'être un maillon de l'espèce, veut être l'espèce à lui seul, car engendrer c'est mourir, ce qui est très proche d'*arsenicum album*. Quant à *psorinum*, il est dans une telle impasse, dans une telle situation d'abandon, de désespoir et de mésestime de lui-même qu'il ne peut que dépendre de l'autre car il n'a plus aucune ressource personnelle. Ces aspects des remèdes issus de parasites correspondent à une phase très décompensée de *calcarea*.

30. Le thème de l'abandon de l'enfant dans les toutes premières semaines et les premiers mois de la vie peut être à l'origine de troubles profonds de la personnalité. À côté de *pulsatilla*, on peut trouver *psorinum*, *magnesia carbonica* (Le Petit Poucet, Jeannot et Margot, Hansel et Gretel perdus dans la forêt), *camphora* etc..

31. Inversement, ces structures peuvent représenter un danger d'engloutissement et de dépersonnalisation pour certains.

32. Par réaction, *calcarea* peut aussi vouloir voyager loin de son parc à huîtres : Gallavardin ajoute parmi les symptômes du remède : monomanie des voyages et dès lors voyageant souvent et sans raison (Psychisme et homœopathie. Vienne : Ternet-Martin ; 1960.)

33. Bien sûr devant ce retard dans le développement, on pense à

274

baryta carbonica. Le sujet *baryta* est un *calcarea* aggravé. Il est dans la symbiose d'une façon plus "grave" que *calcarea* qui l'est de façon quasi-naturelle. *Baryta*, outre la problématique, y plonge de façon *lourde* (baryt = lourd). C'est un enfant qui n'est pas dans une symbiose habituelle mais dans une symbiose très collante, très enfermante, au point de ne pas pouvoir évoluer de façon normale et ne pas pouvoir se développer. De même, à la période du vieillissement, peut surgir un état *baryta*, avec une déficience physique et intellectuelle évoluant vers un état de dépendance et de régression symbiotique.

34. Vithoulkas G. Essence des remèdes homéopathiques. Paris : Simila ; 1988.

35. Les symptômes homéopathiques ne doivent en aucun cas être déduits d'une idée symbolique, mais leur rapprochement avec des aspects particuliers de la substance en font des *symptômes archétypaux* par la correspondance synchronique de signes homéopathiques et de particularités au sein d'un remède. (cf. : Long B. Signes et symboles. Cahiers du Groupement hahnemannien. 1996, n° 4 : 121-133.)

36. *Discharge from umbilicus : abrotanum ; calcarea carbonica ; calcarea phosphorica. natrum muriaticum.*

37. Dolto F. La cause des adolescents. Paris : Laffont ; 1988.

38. Dolto F, Dolto C, Percheminier C. Paroles pour adolescents ou le complexe du homard. Paris : Hatier ; 1989.

39. Kent affirme que la stérilité est une chose fréquente chez la femme *calcarea*.

40. Qui se retrouve particulièrement chez *ambra grisea*.

41. Cette peur de la dévoration a un équivalent : la peur de l'enlacement que nous retrouverons plus loin dans l'étude des laits en homéopathie.

42. On appelle en homéopathie remède aigu un remède utilisé en particulier dans des conditions ou des situations aiguës par opposition à des conditions de maladie chronique.

43. Conte allemand repris par les frères Grimm.

44. Levron J. Contes et légendes d'Auvergne. Paris : Nathan ; 1953.

45. Il est un autre médicament qui rappelle ce thème, le thème du combat contre un monstre : il s'agit du remède *hydrastis*. Dans une étude très intéressante de nombreux rêves de patients qui ont répondu de façon positive à *hydrastis* sont cités. In : Trobada 2001 : cas de Corinne Galy et de Irène Lafont (du Groupe Dynamis). « Je suis en promenade avec un ami. Nous

devons traverser une rivière aux eaux vives. Au moment où il s'avance dans l'eau, mon ami se fait attaquer par un animal monstrueux avec un corps de phoque et une tête de vieille femme. A ce moment là, sans peur, je m'approche de cet animal hydride pour défendre mon ami. Je lui parle et nous pouvons repartir ». « Je vois une tête de serpent comme si elle avait été arrachée d'où partent des lambeaux organiques, et qui poursuit une tête de rat ». « Un homme à tête de lion ». « Un géant affreux menace la race humaine ». « Un homme a commis un acte répréhensible et je dois le poursuivre. Tout à coup, un ours se dresse devant lui et je vois la tête coupée de l'homme. Je sais que l'ours a fait justice ». « Je dois tuer une fillette diabolique en la découpant avec un couteau. Mais elle réussit à s'enfuir et je me sens responsable car je devais l'empêcher de nuire ». Et surtout le rêve suivant : « Je suis dans un appartement avec ma famille. Je sais que j'ai fait quelque chose de répréhensible. Ma mère m'appelle dans une pièce voisine et s'en suit une dispute qui dégénère en scène de violence. Peu à peu, le visage de ma mère se transforme, devient monstrueux, déformé par la haine. Plus tard, dans la même nuit, mon rêve se poursuit. Je fais ma toilette et en me penchant sur le lavabo, je vois le visage de ma mère comme lors de la dispute, mais qui est en fait comme la tête coupée d'un serpent ». Il y a là une figure parentale (en l'occurrence maternelle extrêmement redoutable : l'hydre de *hydrastis.*

46. Bettelheim B. Psychanalyse des contes de fées. Paris : Robert Laffont ; 1976.

47. *Belladona* et *lycopodium* rêvent d'être poursuivis par un géant, chez l'un il représente plus la mère toute puissante et chez l'autre la crainte de la castration. Nous le verrons dans les cas décrits plus loin.

48. Kent. op.cit.

49. Vithoulkas G. op.cit..

50. Ce thème de la pauvreté, de l'échec financier, de "faire des économies" semble central dans *calcarea fluorica*. Il a été remarquablement étudié par S. Fayeton et l'AFADH. Le rêve qu'il découpe une femme en morceaux comme un animal pour la saler est certes un rêve de salaison, de mise en conserve, mais puisqu'il semble s'agir d'un rêve d'homme jeune (vingt neuf ans), on est en présence d'une image d'*anima* démembrée, mise au sel (*natrum muriaticum*) dans une perspective de conservation d'une entité morcelée. Jung précise que le radical humide, l'*anima media natura* des alchimistes, le serpent

mercuriel, l'âme libérée de l'œuf est séparée par la cuisson, la division, et cette séparation est souvent représentée comme le démembrement d'un corps humain (Racines de la conscience. Paris : Buchet/Chastel ; 1971). Il s'agit de l'humidité, de la fonction féminine d'accueil et de fluidité. Pour *calcarea fluorica*, la fonction humide, féminine est individualisée et démembrée non pas en vue d'une mort qui puisse aboutir à un cycle de résurrection, mais en vue d'une conservation utilitaire et figeante, dans un processus de cristallisation de l'élément féminin de type *natrum muriaticum*, impliquant une compensation matérialiste, une inflation du sens pratique et de la fonction masculine. Bien sûr on peut songer à la légende de saint Nicolas ressuscitant les enfants du saloir, mais il a fallu une opération extérieure pour les tirer de ce mauvais pas. On peut également penser que ce démembrement est le meurtre fantasmé de la mère désirée mais inaccessible. *Calcarea fluorica* semble avoir une difficulté particulière à s'investir dans son corps, dans sa charpente : on ne compte pas les déformations ou les malformations osseuses, dentaires,cutanées… À cette tendance à la croissance pathologique et à la déformation va correspondre une attitude compensatoire de peur de manquer, d'économie : il a l'illusion d'être pauvre, de façon beaucoup plus marquée que *calcarea carbonica*

51. C'est un peu le même problème que dans la "petite boite" *capsicum annuum*. Il ne s'agit pas d'un être qui se perçoit sans identité, comme *carbo animalis* qui n'a pas de peau, mais d'un être qui se blinde dans une carapace pour obtenir à tout prix une identité qui va se renforcer selon le modèle *lycopodium clavatum*. *Carbo animalis* et *capsicum annuum* ont un problème important avec l'identité. Le premier n'a pas d'identité, le second a la hantise de ne pas en avoir. *Calcarea* va s'enfermer dans une gangue comme peut le faire *capsicum* (Long B. Une petite boîte d'identité : *Capsicum annuum*. Cahiers du Groupement hahnemannien. 2002, 7 : 241-267.) qui s'enferme dans sa « petite boite d'identité ». On peut d'ailleurs remarquer l'analogie entre les deux remèdes qui sont tous deux des petits écrins à grosse carapace. Chez ces deux remèdes l'accent est mis sur l'enfermement dans une structure protectrice, alors que *sepia*, qui a également une structure de poche, présente un caractère négatif de la fonction maternante. Quant à *Carbo animalis* il n'a pas d'identité. Il n'a pas la limite de la peau. Il est *moi-l'autre*. Il est préparé de la manière suivante : on met un morceau d'épais cuir de bœuf entre des

277

charbons ardents, on le laisse brûler jusqu'à ce qu'il ne flambe plus, et l'on porte rapidement le charbon rouge entre deux plaques de pierre pour qu'il s'éteigne tout de suite, précaution sans laquelle il reste rouge à l'air et se détruit en grande partie. Voir : Hartmann F. Pharmacopée homœopathique. Paris : Baillière ; 1834.

52. Décompensation sur le mode des solanacées, en particulier de *belladona*.

53. Long B. Vivre avec l'homéopathie. BoD ; 2015.

54. Bien entendu, on pense à *thuya*, à *natrum muriaticum* et à d'autres, des remèdes qui ont de la difficulté à sortir de l'enfermement symbiotique et qui s'y enkystent de façon "sycotique". Pour *thuya* nous sommes devant un enfermement tel, avec une telle culpabilité qu'il existe le thème du démembrement, qui semble lié à une mort nécessaire (de l'œuvre au noir) pour une régénération du roi assassiné et démembré après un acte abominable (de nature incestueuse ?). *Thuya* nous conduit à évoquer le mythe d'Osiris, qui pour renaître après le démembrement, le morcellement de son corps en quatorze morceaux, renonce à son phallus dévoré par un poisson oxyrhinque pour échapper à l'engloutissement de sa mère-sœur- épouse Isis. Osiris avait été enfermé dans un coffre et assassiné par son frère Seth (Typhon). Plutarque précise qu'Isis apprit alors qu'Osiris, par méprise, avait eu commerce avec Néphthys, sœur d'Isis, car il la prenait pour Isis elle-même. Isis fut avertie que le coffre, soulevé par la mer, avait été apporté sur le territoire de Byblos, et que le flot le fit aborder au pied d'un tamaris. Or cet arbre, ayant en peu de temps fortement activé sa croissance et s'étant développé, étreignit ce coffre, poussa autour de lui et le cacha à l'intérieur de son bois (Plutarque. Isis et Osiris. Paris : Trédaniel ; 1992). Osiris est enfermé dans son coffre-cercueil et enserré dans un arbre. Jung, à ce propos, remarque qu'Osiris commet l'inceste une première fois dans le sein maternel, pendant l'existence intra-utérine, et une deuxième fois avec sa sœur dans la mort, deuxième existence intra-utérine (Jung C.G. Métamorphoses de l'âme et de ses symboles.). Les arbres ont joué un rôle important dans les cultes et les mythes. L'arbre mythique est l'arbre du paradis, ou *arbre de vie*. Ces arbres sont en fait des arbres de vie et de mort. Jung voit en l'arbre surtout un symbole maternel, ce qui donne sens au cercueil utilisé au cours des funérailles. Le mort est enfermé dans la mère en vue d'une renaissance. Or nous avons justement en homéopathie un arbre de vie*, arbor vitae,*

le *thuya* (il n'est d'ailleurs pas le seul arbre de vie homéopathique). On connaît les symptômes de culpabilité de *thuya*. Ce sentiment de culpabilité intense est associé à une véritable obsession d'un corps qui se met à se transformer et à se mouvoir à l'intérieur. *Thuya* ressent une sensation de morcellement, de démembrement possible. S'ajoute également une impression de séparation de l'âme et du corps : Elle a la sensation nette que son âme est séparée de son corps, et dans ces conditions elle entend et ressent tout comme si c'était à distance. L'œuvre au noir alchimique, le stade de la mort et de la putréfaction est suivi par l'ascension de l'âme. Cette ascension pourrait être une libération, un retour à l'origine céleste, mais sur le plan psychologique elle correspond à un état de désorientation où le moi se trouve dans un état de perturbation telle qu'il y a glissement vers un stade psychotique schizoïde. C'est un état décompensé, peut-être nécessaire pour accéder à une "renaissance" après la lourde culpabilité du patient, mais en aucun cas un état à pérenniser ou à glorifier. Cet état obsessionnel se traduit aussi par une sensation de mouvements dans le corps, impression que le corps est fragile, qu'il va se briser, impression de morcellement et de séparation de l'âme et du corps. Le corps de *thuya* s'alourdit et se couvre de verrues, de fics et de polypes, symptômes de correspondance synchronique avec l'arbre qui, à la base de son tronc, forme une grosse loupe utilisée comme le reste de l'arbre pour la fabrication d'objets et de meubles. On peut voir à Essaouira (Maroc) un artisanat très actif de bois de *thuya*. Ajoutée à ces symptômes, la présence de thèmes sexuels nombreux. Il ne faut pas oublier que *thuya* est un remède clef de la sycose, c'est-à-dire pour Hahnemann, d'un état d'imprégnation gonococcique. La sycose, à la différence de la luèse, est caractérisée par une culpabilité intense (selon Ghatak et les auteurs qui l'ont suivi). Il ressort de *thuya* une culpabilité qui se fixe de préférence sur le corps, avec une thématique sexuelle importante. Il semble bien qu'on soit en présence d'un enfermement de type osiriaque dans un schéma de culpabilité œdipienne, avec peur de la régression vers un enfermement incestueux. La correspondance entre *thuya* et Osiris est d'autant plus frappante qu'elle est soulignée par la présence d'un fort sentiment de morcellement. On sait comment Osiris fut coupé en morceaux, et comment le poisson oxyrhinque dévora son sexe, accomplissant ainsi le sacrifice nécessaire à sa résurrection. On peut effectivement se demander l'existence d'une telle culpabilité chez *thuya*. Certes il peut s'agir de sujets possèdant un très fort surmoi induit par une éducation stricte, mais il existe vraisemblablement une pulsion érotique forte vers le giron familial.

55. *Belladona, natrum phosphoricum, stramonium.*
56. Vithoulkas G. op.cit..
57. Précipité dans un monde proche d'*arsenicum album.*
58. Kent J. T. op.cit.
59. Kent J. T. op.cit.
60. ibid.
61. Cela évoque la faiblesse, la vulnérabilité de *silicea* qui a l'impression que "le sol se dérobe sous lui" : dreams, earthquake - rêve de tremblement de terre.
62. Kent J. T. op.cit.
63. Kent J. T. op.cit.
64. Cette image molle de *calcarea* qui rappelle *silicea* va bien sûr se retrouver chez *calcarea silicata.* Le sujet *calcarea silicata* va compenser son manque de confiance en lui, son angoisse existentielle et sa vulnérabilité par une matérialisation des domaines de l'invisible, une chosification de ses projections fantasmatiques sur la mort. Il parle aux morts, il nourrit les morts. Bien entendu, on connaît les usages qui consistent à parler aux morts et même à les nourrir dans certaines civilisations, mais il s'agit là d'un aspect ethnologique normal dans des contextes culturels précis. Bien entendu, le sujet qui aurait dans notre civilisation une attitude fortement marquée par ces pratiques évoquerait plutôt un schéma d'irruption de l'inconscient dans le conscient, proche d'une attitude psychotique, à moins que ces pratiques ne correspondent à un cheminement personnel qui le mettrait à l'abri d'une véritable déviance. D'autant que cette attitude chez *calcarea silicata* n'est pas exempte d'angoisse car il a peur du ramollissement cérébral, il rêve de maladies, de morts. Il ne s'agit certainement pas d'une attitude spirituelle aboutie.
65. Il existe à cet endroit une triade, *calcarea-silicea-alumina*, baignée dans l'océan primordial d'un *natrum muriaticum* en solution marine, prêt à donner la vie.
66. On voit effectivement des sujets *baryta* très englués dans une problématique *œdipienne* inextricable. C'est également le cas de *thuya* qui présente de nombreuses adénopathies et a aussi tendance à se construire sur un mode sycotique, avec des kystes, des tumeurs, des verrues et toutes sortes de formations solides.

67. Dolto F. L'image inconsciente du corps. Paris : Seuil ; 1984.
68. . Pour ce stade, voir aussi *kreosotum*.
69. Barbancey J. Pratique homéopathique en psychopathologie. Paris : Similia ; 1987.
70. Du grec "écoulements".
71. Hahnemann S. Die chronischen Krankheiten. Dresden und Leipzig : Haug ; 1835, 4. Nachdruck, Heidelberg, 1988.
72. Long B. Vivre avec l'homéopathie. op. cit. La problématique de *sepia* a été bien étudiée par l'école masiste et particulièrement par l'AFADH.
73. On parle dans ce travail de la femme *sepia* puisqu'il est question de grossesse. Il ne faut pas oublier l'homme *sepia* que l'on rencontre fréquemment.
74. *Sepia* est un bon remède de toux chez l'enfant par temps de neige.
75. Il s'oppose à la couleur rouge, violemment érotique de *murex* dont il est l'inverse en sombre. Kent dans sa Matière médicale souligne la relation étroite qui existe entre s*epia* et m*urex*. Le relâchement musculaire, le « bearing-down » abdominal et pelvien, aggravé à l'effort et à la marche, amélioré en étant assise les jambes croisées et amélioré par la pression sur les organes génitaux, est similaire aux deux remèdes ; mais ajoutez-y les règles copieuses et le violent désir sexuel : il faut envisager *murex* et éliminer *sepia*.
76. Allen T. F. Encyclopedia of Materia Medica. New Dehli : Jain Publishers ; reprint 1982. Symptôme n° 1.
77. Kent J. T. Repertory of the Homoeopathic Materia Medica with Word Index. New Dehli : Jain Publishers ; reprint1991.
78. Hering C. The Guiding Symptoms of our Materia Medica. New Dehli : Jain Publishers ; reprint 1984.
79. ibid.
80. Baudelaire C. Les fleurs du mal.
81. Allen T. F. op. cit. Symptôme n° 81.
82. Kent T.F. op. cit.
83. Allen T.F. op. cit.
84. Kent J. T. op.cit.
85. Kent J. T. op.cit.
86. Allen T.F. op. cit. Symptôme n° 771.
87. ibid. Symptômes n°ˢ 860 et 998.
88. ibid. Symptôme n° 1040.
89. ibid.. Symptôme n° 1293.

90. ibid. Symptôme n° 2167.
91. Kent J. T. op. cit.
92. Elle pourrait représenter la grand-mère : Perrot E. Les rêves et la vie. Paris : La Fontaine de Pierre ; 1979.
93. Spitz R. De la naissance à la parole. Paris : PUF ; 1968.
94. Finalement, le point commun entre les principales renonculacées, n'est-il pas la crainte de perdre une structure fondamentale, de se désintégrer, *aconit*, la peur de l'indicible qui va le désintégrer, *pulsatilla* la séparation de la structure maternante qui va le perdre, *staphysagria* la peur de perdre la dignité qui va l'anéantir, *actea racemosa*, la peur d'exploser en vol, ou plutôt en accouchant, la peur de perdre tout contrôle ?
95. Long B. Vivre avec l'homéopathie. op.cit.
96. Voir les travaux de l'AFADH.
97. Voir les pages de Cicchetti J. Dreams, Symbols, & Homeopathy. Berkeley : North Atlantic Books ; 2003.
98. Elle a été fait par Elisabeth Hanahan et Jackie Houghton en 1992-3. Il n'y a pas eu de véritable expérimentation de *lac maternum*. Il s'agit d'une souche de lait humain qui provient de neuf nourrices différentes. La sensation principale de *lac maternum* semble être l'absence d'incarnation. Il existe une impression de flottement, de se situer en dehors du corps, avec des sensations vertigineuses, des absences, des difficultés à trouver les mots, de la maladresse. Ses difficultés relationnelles le poussent à lire, dans une sorte de retrait dans la rêvasserie. Il manque de confiance en soi et désire sortir de la maison, comme s'il n'était pas bien chez lui. On peut comprendre que le dysfonctionnement de l'allaitement maternel puisse induire de tels comportements car l'incarnation est difficile. Le nourrisson humain est certainement un des êtres nouveaux nés les plus vulnérables à la naissance. On est confondu de voir comment bien des animaux à peine expulsés du ventre maternel se lèvent et déjà peuvent se mouvoir vers la maman. Rien de tel chez l'homme qui est totalement dépendant de sa mère, perdu, sans aucune ressource. Le sentiment de *lac humanum* est bien celui d'une difficulté extrême à aller vers l'incarnation humaine, en cheminant lentement à la rencontre de cet être si complexe et évolué qu'est l'homme.
99. H.C. Allen. Materia Medica of the Nosodes. New Dehli : Jain Publishers ; reprint 1986.
100. Brunson M. et Franciola A. : 11° congrès du CLH : les séparations, même naturelles, me laissent sans force. Il existe

un proving de Sankaran. Thèmes du remède : battu - sans aide – négligé, seul - adoption

101.Le lait de chienne a été employé dans l'antiquité par Dioscoride, Rhase, Pline et Sextus qui le recommandaient pour obtenir l'expulsion de fœtus mort. Sammonicus et Sextus le conseillaient dans la photophobie et l'otite. Pline déclarait qu'il guérissait l'ulcération du col de la matrice. dans l'antiquité, il fut considéré comme un antidote aux poisons mortels.

102.Voir plus loin *lycopodium clavatum*.

103.*Lac caninum* et les laits.

104.Jung C.G. Métamorphoses de l'âme et de ses symboles.

105.D. Grandgeorge a certainement raison de considérer *lachesis* comme un remède central du complexe d'Œdipe - In : L'esprit du remède homéopathique. Villeneuve-Loubet : Edicomm ; 1992.

106.Allen T.F. op. cit. Symptôme n° 20.

107.Le chien se méprise-t-il de s'être laissé apprivoiser ? Hypothèse de Brunon pensant que le chien se méprise de s'être laissé apprivoiser par l'homme.

108.Proving de Swan en 1882 et aussi plus récemment de Divya Chhapra.

109.. C'est le stade du *fort-da* de Freud.

110.Fournier P. Le livre des plantes médicinales et vénéneuses de France. Paris : Le chevalier ; 1947-1948. vol 1 : 86.

111.Chevalier J, Gerbant. A Dictionnaire des symboles. Paris : Laffont/Jupiter ; 1982.

112.D'après Sankarani, chantre de la « sensation commune à une famille botanique », la sensation des renonculacées serait une sensibilité morbide, d'être facilement vexé ou énervé. Les nerfs seraient à vif, comme s'il n'existait pas de protection mentale, émotionnelle et physique... *Pulsatilla* éviterait les situations qui fâchent.

113.Long B. Vivre avec l'homéopathie. op.cit.

114.Latour J. A. Études de matière médicale homéopathique. Levier ; 1980.

115.ibid.

116.Kent J. T. op cit.

117.Kent J. T. op cit.

118.Allen T.F. op. cit. Symptôme n° 1218.

119.Hering. op. cit.

120.Hering. op. cit.

121.Quoiqu'en disent des études récentes comme : Wake M, Hesketh K, Lucas J. Teething and tooth eruption in infants : a cohort study. Pediatrics 2000 ; 106 : 1374-1379.

122.Long B. Vivre avec l'homéopathie. op.cit.

123.Long B. Vivre avec l'homéopathie. op.cit.

124.Selon Sankaran *borax* serait un remède de « séparation », de « dépendance » et selon Brunson un remède du « nid ».

125.Pour ces deux cas : Galy C.. Histoires de symbiose. Cahiers du Groupement hahnemannien. 2009, 46, n° 1.

126.Long B. Vivre avec l'homéopathie. op.cit.

127.On trouve des contes bien connus où les enfants sont perdus dans la forêt, en particulier « Hansel et Gretel » et « Le Petit Poucet ».

128.Mathieu 5 : 13.

129.Chaque ion Na^+ est le centre d'un groupe de 6 Cl^-. Ce sont les forces conjuguées des ions Na^+ environnants qui concourent à créer une force de cohésion telle que le cristal peut se former, de telle sorte que le sodium a certes une valence 1 mais qu'il est lié à 6 ions chlore.

130.Le chlore gazeux coupe littéralement le souffle. Quant au sodium, trempé dans l'eau il réagit violemment pour s'y dissoudre.

131.Long B. Vivre avec l'homéopathie. op.cit.

132.Scholten J. Homéopathie et minéraux. Utrecht : Stitchting Alonnissos ; 1993.

133.*Muriaticum acidum* rêve de sa mère morte.

134.Barbancey J. Pratique homéopathique en psychopathologie. Paris : Similia ; 1987.

135.Kent J. T. op. cit

136.ibid.

137.Vithoulkas G. op.cit.

138.Kent J. T. op. cit

139.ibid.

140.ibid.

141.ibid.

142.Vithoulkas G. op.cit.

143.Barbancey J. op. cit.

144.Kent J. T. op. cit

145.Vithoulkas G. op.cit.

146.Barbancey J. op. cit.

147.Barbancey J. op. cit.
148.Kent J. T. op. cit
149.ibid.
150.Kent J. T. Op. cit
151.Long. B. Vivre avec l'homéopathie. op.cit.
152.Hypothèse de Sankaran.
153.D. Grandgeorge en fait un médicament de deuil d'enfant.
154.Galy C. Histoires de symbiose. Cahiers du Groupement hahnemannien. 2009, 46, n° 1.
155.On trouve la pathogénésie princeps de *lycopodium clavatum* dans les Maladies chroniques de S. Hahnemann (1 608 symptômes décrits dans la 2ᵉ édition).
156.Un végétal cryptogame se caractérise par des organes reproducteurs cachés ou peu apparents. Or le lycopode a certainement dans ses symptômes homéopathiques un problème de filiation.
157.Lathoud J. A. op. cit...
158.Long B.. Symptômes et archétypes. BoD ; 2014.
159.Menatory G. La vie des loups. Paris : Stock ; 1990. : « Problème des enfants loups : ainsi que l'a dit le savant cryptozoologiste B. Heuvelmans, la condition la plus favorable à l'adoption d'un représentant d'une espèce par une autre n'est pas l'étroitesse des liens de parenté, mais l'identité du biotope et du comportement, bref de la niche écologique. Or, à cet égard, le loup est de loin l'animal le plus proche de l'homme... La société des loups, très hiérarchisée, est très voisine de celle des hommes. »
160.Dans l'iconographie chrétienne, le loup apparaît d'abord comme le symbole des forces diaboliques. Rome admet que des hommes et des femmes puissent se transformer en loups, motif qui s'amplifiera pour perdurer à travers tout le bas Moyen Âge et jusqu'au siècle de Louis XIV, pour passer ensuite dans les contes populaires noirs : c'est la figure du loup-garou. In : Encyclopédie des symboles. Paris : Livre de Poche ; 1998.
161."Jeu du Loup" : l'un des joueurs tient le rôle du loup, un autre celui du berger, les autres joueurs sont les moutons. En passant près de l'endroit où se tient le loup, le berger demande : « Loup, y es-tu ? m'entends-tu ? » Le loup hurle. Le berger demande encore : « Que fais-tu ? » Le loup répond : « Le loup se lève ; le loup met ses bottes... » Il sort et cherche à prendre les moutons, alors que le berger tente de l'en empêcher. Les moutons pris sont

hors jeu. Larousse du XXe siècle.

162.Le loup a de tout temps représenté un danger pour l'homme d'autant plus grand qu'on établissait entre eux des liens de parenté très proche – thème que l'on retrouve dans les contes et légendes dans lesquels, à l'exemple des loups-garous ou des lycanthropes de l'antiquité, les hommes peuvent parfois se métamorphoser en loups... Dans la mythologie nordique, le loup Fenris, enchaîné, réussit à briser ses liens pendant le combat final (fin du monde) et avale le soleil jusqu'à ce qu'il soit tué lors du duel qui l'oppose à Odin, le père universel, qui y trouve la mort. Il avale tout autant de lumière sous la forme d'une caille selon certaines strophes du *Rig-Véda*, tandis que, dans certaines variantes du mythe, il est assimilé à l'agrégat Cronos-Chronos qui dévore à la fois ses enfants et le temps qui passe. On en voit peut-être encore un écho dans le conte de Perrault, *Le Petit Chaperon rouge*, tandis que le célèbre « homme aux loups » de Freud montre que cet animal ne cesse de hanter les cauchemars et les frayeurs des hommes modernes alors même que, souvent, ils n'en n'ont jamais aperçu aucun. In : Encyclopédie des symboles. op. cit.

163.On connaît de nombreux contes et bien des légendes où il intervient.

164.Lyard D. Les analyses d'enfants. Paris : Albin Michel ; 1998.

165.*Mercurius* est le prototype du sujet emporté par un *mouvement sans limites*. Il ne s'agit même plus de territoire mais de l'expansion infinie d'une substance dans laquelle se projette l'inconscient. Cf. : Jung C.G. Psychologie du transfert. Paris : Albin Michel ; 1980 et Essais sur la symbolique de l'esprit. Paris : Albin Michel ; 1991. On peut aussi évoquer *argentum*, remède très lié au temps et à l'espace. *Argentum et Mercurius* sont l'argent et le vif argent.

166.La notion de *dévoration* chez *lycopodium* est liée à la hiérarchie et à l'affirmation du territoire. Elle a un caractère œdipien prononcé, il s'agit de se confronter au dominant pour aller vers une socialisation qui l'éloigne du lien parental.

167.Voir Menatory. op. cit

168.Ou sexualité au sein de la famille.

169.Dolto F. L'image inconsciente du corps. op. cit.

170.ibid.

171.On peut considérer effectivement le *damier*, en particulier celui d'un jeu d'échec comme une arène où se joue un combat pour la possession d'un territoire. De même le toréador et le taureau sont-ils les protagonistes d'une lutte sans merci où le territoire de chacun est très précisément délimité. La ligne qui délimite le territoire de chacun est la frontière entre le monde du *moi* et le chaos du *non-moi*, l'étranger, l'inconnu, l'ennemi. *Lycopodium* évolue comme sur un damier, un échiquier où il va falloir surveiller l'adversaire, jouer d'intelligence et de ruse pour le « manger » et pour ne pas être soi-même "mangé".

172.. C'est l'idée du *ib* égyptien, du *ki* chinois, du *phren* grec.

173. Allen T.F. op. cit. Symptôme n° 40

174. Allen T.F. op. cit. Symptômes n°s 49 et 51.

175. Kent J. T. op. cit

176. Vithoulkas G. op.cit..

177. *Lycopodium* aura souvent le "verbe haut". La communication est essentielle chez le loup, comme chez tous les animaux et chez l'homme. La parole est un élément fondamental chez *lycopodium*. Il parle avec autorité. « Hurler » est un moyen de communication, un langage chez le loup. Les loups hurlent pour rassembler la meute et pour prévenir d'autres meutes de leur présence. Ils hurlent par simple plaisir, ou par solitude lorsqu'ils sont à la recherche d'un partenaire. Les loups hurlent aussi pour empêcher d'autres meutes de s'aventurer sur leur territoire. Le loup aboie lorsqu'il se trouve menacé ou encore pour prévenir un congénère (Menatory. op. cit).

178. Long B. Zincum metallicum. Revue belge d'homœopathie. 2003, 4 : 154-172.

179. La poudre sert à la confection des feux d'artifice.

180. *Mercurius*, le remède le l'*esprit* a également un impact particulier sur la bouche, la sphère ORL, la parole.

181. Vithoukas G. op. Cit.

182. Menatory. op. Cit.

183. On sait, en étudiant *calcarea carbonica*, à quel point *lycopodium* veut dépasser le stade de l'"huître" et dévorer la vie à belles dents. En fait nous avons là toute la problématique de la symbiose « huître » et de l'autonomisation « loup ».

184. Lycopodium est un modèle d'Instabilité du Yin et du Yang. La dysharmonie du foie de ce remède ne peut être comprise isolément, mais comme une interaction des trois Yin. Chez *lycopodium*, l'esprit du rein est plus faible que celui du foie : « le Pontife se révolte contre le Roi ». La chaleur vitale du rein n'est pas assez vaillante pour nourrir et stabiliser l'ardeur du foie. In : Jean Lafeuillade. Diagnostic énergétique en homéopathie. Encyclopædia homeopathica. Archibel. 1989-

287

2006.

185. *Rheuma* = écoulement.

186.. Bien sûr, à ce stade on évoque des remèdes qui veulent absolument affirmer leur identité : *chamomilla, capsicum, cina, ignatia, ipeca, nux vomica, staphysagria,* etc.

187. On pense aussi au combat de Lancelot contre le géant Karadoc que Lancelot réussit à tuer grâce à son adresse et à sa vivacité. Il s'agit bien sûr de l'acte compensatoire du petit homme face au géant.

188. Allen T.F. op. cit. Symptôme n° 112.

189.. C'est typique pour *mercurius.*

190. Après le stade de l'*autoérotisme,* le premier objet d'amour devient pour les deux sexes la mère, dont l'organe nourricier n'était sans doute pas distingué au début du corps propre. Plus tard, mais encore dans les premières années d'enfance, s'instaure la relation du complexe d'Œdipe, dans laquelle le garçon concentre ses désirs sexuels sur la personne de la mère et développe des motions hostiles à l'égard de son père en tant que rival. La petite fille prend une position analogue, toutes les variations et étapes successives du complexe d'Œdipe sont investies de signification, la constitution bisexuelle innée prend effet et multiplie le nombre des aspirations concomitantes. Il faut pas mal de temps jusqu'à ce que l'enfant soit au clair sur les différences entre les sexes ; pendant cette période de *recherche sexuelle,* il se crée des *théories sexuelles* typiques, qui, du fait de l'imperfection de leur organisation corporelle, mêlent le juste et le faux, et ne sont pas à même de résoudre les problèmes de la vie sexuelle (l'énigme du sphinx : d'où viennent les enfants ?). Le premier choix d'objet de l'enfant est donc *incestueux.* Toute l'évolution ici décrite est parcourue rapidement. Le caractère le plus singulier de la vie sexuelle de l'homme est son *démarrage en deux temps* avec pause intercalaire. Dans la quatrième et la cinquième année de l'existence, elle atteint une première acmé, mais ensuite cette prime floraison de la sexualité passe, les tendances jusqu'ici vivaces succombent au refoulement, et commence alors la *période de latence,* qui dure jusqu'à la puberté et pendant laquelle s'édifient les formations réactionnelles de la morale, de la pudeur, du dégoût. Cette évolution en deux temps de la sexualité semble, parmi tous les êtres vivants, être propre à l'homme seul, elle constitue peut-être la condition biologique de sa disposition à la névrose. Avec la puberté se trouvent réactivées les tendances et les investissements d'objets de la période primitive, ainsi que les

liaisons affectives du complexe d'Œdipe. (Freud S. Sigmund Freud présenté par lui-même. Paris, Gallimard-Folio, 1990.) Les rapports de l'enfant avec les parents, comme le prouvent l'observation directe de l'enfant et l'étude analytique de l'adulte, ne sont nullement dépourvus d'éléments sexuels. L'enfant prend ses deux parents et surtout l'un d'eux, comme objets de désirs. D'habitude, il obéit à une impulsion des parents eux-mêmes, dont la tendresse porte un caractère nettement sexuel, inhibé il est vrai dans ses fins. Le père préfère généralement la fille, la mère le fils. L'enfant réagit de la manière suivante : le fils désire se mettre à la place du père, la fille, à celle de la mère. Les sentiments qui s'éveillent dans ces rapports de parents à enfants et dans ceux qui en dérivent entre frères et sœurs ne sont pas seulement positifs, c'est-à-dire tendres : ils sont aussi négatifs, c'est-à-dire hostiles. Le complexe ainsi formé est condamné à un refoulement rapide ; mais du fond de l'inconscient, il exerce encore une action importante et durable. Nous pouvons supposer qu'il constitue, avec ses dérivés, le *complexe central* de chaque névrose, et nous nous attendons à le trouver non moins actif dans les autres domaines de la vie psychique. Le *mythe* du roi *Œdipe* qui tue son père et prend sa mère pour femme est une manifestation peu modifiée du désir infantile contre lequel se dresse plus tard, pour le repousser, la *barrière de l'inceste*. (Freud – Cinq leçons sur la psychanalyse. Paris ; Payot. PBP, 84 ; 1998. *Hyocyamus* est certainement une des principaux remèdes répondant à cette problématique.

191. Fournier P. op. cit. vol. 2 : 459.

192. Ceci est une généralisation et peut connaitre des exceptions.

193. Bettelheim B. Psychanalyse des contes de fées. Paris : Laffont ; 1976 « La peur d'être dévoré est le thème central du Petit Chaperon Rouge [...] Jeannot et Margot a trait aux difficultés et angoisses de l'enfant contraint de renoncer à l'attachement qui le rend dépendant vis-à-vis de sa mère et de se libérer de sa fixation orale. Le Petit Chaperon Rouge aborde quelques problèmes cruciaux que doit résoudre la petite fille d'âge scolaire quand ses liens œdipiens s'attardent dans son inconscient, ce qui peut l'amener à s'exposer aux tentatives d'un dangereux séducteur ».

194. Vithoulkas G. op.cit. : « C'est en général dans le domaine sexuel que se manifestent les premiers signes de déséquilibre de type *lycopodium*. Le sujet recherchera des situations où il pourra prendre son plaisir sans avoir à faire face aux responsabilités [...] Son attitude envers la sexualité est

superficielle, le plaisir est sa motivation principale, il le veut rapide, facile, sans efforts ni conséquences ».

195. A noter le caractère très stable du lycopode cryptogame à travers les âges, comme si les générations ne l'avaient pas touché.

196. Freud S. La vie sexuelle. Paris : PUF ; 1985. « Le sujet se dit qu'après tout la différence entre la mère et la putain n'est pas si grande que cela, puisqu'en définitive elles font la même chose [...] Il commence à désirer la mère elle-même, au sens qui vient de s'ouvrir pour lui et haïr de nouveau le père, comme un rival qui se met en travers de son désir ; Il tombe sous la domination d'œdipe. Ces motions n'ont pas d'autre issue, si elles ne passent pas vite, que d'achever leur cours dans des fantasmes ; ceux-ci ont pour contenu, sous les formes les plus variées, l'activité sexuelle de la mère, et la tension qui les accompagne trouve avec une particulière facilité, sa résolution dans la masturbation. En vertu de l'action combinée qu'exercent de façon persistante ces deux forces motivantes, la concupiscence et la soif de vengeance, les fantasmes de l'infidélité de la mère sont de loin les préférés ; l'amant avec lequel la mère commet l'infidélité revêt presque toujours les traits du moi propre, plus exactement les traits de la personnalité propre idéalisée devenue adulte et élevée au niveau du père ». Le choix peut aussi se porter sur des femmes convoitées par d'autres. « Chez certains le sujet ne choisit jamais comme objet d'amour une femme qui soit libre, autrement dit une jeune fille ou une femme seule, mais exclusivement une femme sur laquelle un autre homme : mari, fiancé ou ami peut faire valoir des droits de propriété. Cette condition se montre en de nombreux cas si inexorable que la même femme peut d'abord passer inaperçue ou même être dédaignée aussi longtemps qu'elle n'appartient à personne, tandis qu'elle devient l'objet d'une passion amoureuse aussitôt qu'elle entre dans l'une des relations désignées avec un autre homme ».

197. Hodiamont G. Remèdes végétaux en homéopathie. Paris : Baillière ; 1952.

198. *Principium individuationis*, selon Jung. Voir : L'Esprit Mercure – Essais sur la symbolique de l'esprit. Op.cit.

199. ibid.

200. *Mercurius solubilis Hahnemanni* ou *mercurius oxydalatus niger*. Il prend du mercure purifié auquel ajoute de l'acide nitrique en excès. Le liquide obtenu est cristallisé et traité avec de la chaux de coquille d'œuf calcinées. Le précipité donne une poudre noire qui est le mercure soluble. Mercure est décrit dans le Traité de matière médicale de Hahnemann. Les symptômes

qui sont décrits sont ceux qui ont été produits par l'emploi du mercure soluble noir. Il faut ajouter pour les descriptions ultérieures à Hahnemann les signes dus à l'emploi du mercure métal, le *mercurius vivus*.

201. Gallavardin : dispute avec les parents; désir d'avoir sa place dans la famille.
202. Hahnemann S. Traité de matière médicale, trad. Jourdan, 3 vol. Paris : Similia ; 1989. Symptôme n° 1259.
203. ibid. Symptôme n° 1254.
204. Recueil des publications du docteur Jacques Hui Bon Hua. Nîmes : Groupe Mercurius ; 1978.
205. Plumbum veut sortir de ses limites, mais il en retrouve d'autres, Mercurius n'a pas de limites et peut imposer les siennes aux autres.
206. Kent J. T. op.cit.
207. Long B. Vivre avec l'homéopathie. op. cit.
208. Comme Nash l'affirme.
209. Hahnemann S. Traité de matière médicale. op. cit. 1 Symptôme n° 1234.
210. ibid. Symptôme n° 1260.
211. Long B. Vivre avec l'homéopathie. op. cit.
212. Long B. Vivre avec l'homéopathie. op. cit.
213. Long B. Vivre avec l'homéopathie. op. cit.
214. Cette propension à retourner dans le ventre maternel se retrouve particulièrement chez *ambra grisea* (l'ambre gris) qui est tiré d'une déjection du cachalot. On en trouve dans le cæcum des cachalots, c'est un produit constitué par des concrétions intestinales. Il a une odeur musquée qui en fait une substance utilisée en parfumerie. *Ambra grisea* est un remède extrêmement pudique, qui s'isole, refuse la compagnie, la communication. Il se sent indigne, déprécié, craint le regard de l'autre et son jugement. À son propos, on pense à l'histoire de Jonas qui symbolise un retour au berceau, au sein maternel, à l'enfance. Le motif de l'engloutissement est un élément fréquent dans les mythes solaires où le dragon engloutit le héros. (cf. Jung C.G. Métamorphoses de l'âme et ses symboles. Genève : Librairie de l'université et Paris : Buchet/ Chastel ; 1953)
215. Hering C. op. cit.
216. On pense à des homéopathes comme Hodiamont, Zissu etc..
217. Cette phase n'est pas décrite dans cet ouvrage.
218. Kent. op. cit : « En ce qui concerne ses relations, *sulfur* ne doit pas être donné immédiatement avant *lycopodium*. Il fait partie

d'un groupe tournant : *sulfur, calcarea, lycopodium.* D'abord *sulfur,* puis *calcarea,* ensuite *lycopodium ;* puis de nouveau *sulfur,* parce qu'il suit bien *lycopodium* ». Les homéopathes anciens commençaient volontiers un traitement par *calcarea* ou par *sulfur,* ce qui donne bien la série *calcarea carbonica* → *lycopodium clavatum* → *sulfur* → *calcarea carbonica* → *lycopodium clavatum etc..*

219. Mahler M. Psychologie infantile. Symbiose et individuation. Paris : Payot. PBP n°30 ; 2001.

220. Bowlby J. T. I : L'Attachement - T. II : Séparation, angoisse et colère - T. III : La Perte, tristesse et séparation. J. Bowlby, Paris : PUF ; 1969, trad. PUF, 1978-1984. Ces travaux seront repris par Mary Main et Mary Ainsworth.

221. Freud S. La vie sexuelle. op.cit.

222. Métamorphoses de l'âme et de ses symboles. op. cit.

223. Bastide M, Lagache A. Le paradigme du sens. Paris : Atelier Alpha Bleue ; 1992 et Bastide M. Proposition de modèles pour la compréhension de l'homéopathie. Échos du Centre Liégeois d'Homéopathie. 1996, 54 : 10-26.

224. En particulier les travaux de M. Bastide et de A. Lagache.

PLA N

Introduction .... page : 11

l'ENFANT et la SYMBIOSE .... page : 13
  •histoires de coquille .... page : 15
  •histoires de grossesse........................... page : 59
  •histoires d'accouchement .... page : 84
  •histoires d'allaitement......................... page : 95

SEPARATION .... page : 107
  •histoires de sevrage........................... page : 109
  •histoire d'un(e) esseulé(e)....................... page : 111
  •histoires de d entition .... page : 125
  •histoires d'une séparation difficile .... page : 147

AUTONOMIE .... page : 181
  •histoires de loup................................. page : 183
  •histoires de marche............................. page : 230
  •histoires de langage .... page : 238
  •histoires de sphincters........................... page : 241
  •histoires de sexualité .... page : 251

  •Annexe .... page : 255
  •Index.. page : 263
  •Notes .... page : 271